원 안에

12개월 만다라 테라피

원종아 지음

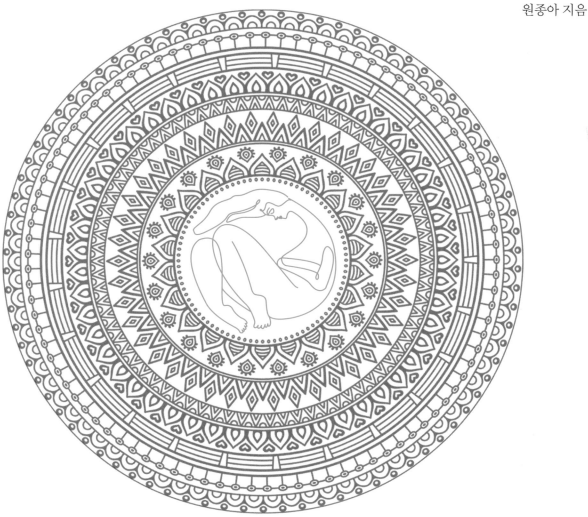

아이콘
북스

빡빡하다, 건조하다, 각박하다 등 여러 수식어로 오늘날의 삶을 이야기한다. 그만큼 여유 없이 앞만 보고 달려간다는 말과 무엇이 다르랴. 과거에는 가난해도 서로를 보듬고, 잠시 멈춰 생각할 줄 아는 한적함이 있었다. 걷다가 잠시 멈춰 명상에 잠기기도 했으며, 바람에 이삭이 흩날리는 것을 바라보며 공상에 잠기기도 했더랬다.

언제부턴가 과거적 차림새보다 세련된 스타일이 등장하고, 밥상의 음식들이 화려해지면서 나를 생각하고 잠시 멈춰 둘러볼 수 있는 여유가 사라졌다. 그저 코앞에 떨어진 돈이란 놈에게 모든 관심이 쏠리면서 그 외의 마음을 쓰다듬던 풍족함이 사라진 것이다. 그런 것을 당연하다고 여기며 이날까지 꾸역꾸역 살아오다가 무심코 해어진 마음을 꺼내어 보며 신세 한탄을 읊조리게 된다. '이게 뭐야. 이래 살려고 그래 아등바등 그런 거야?'

그동안 살림살이, 업무 등에 집중되다 보니, 사람에 대한 관심이 등한해지고 관계 또한 얕아진 터라 그저 공허할 뿐이다. 서로가 시선을 맞대고도 상대방의 눈 속 가득 자신이 존재함을 모르는 것과 같지 않은가? 서로가 무슨 말부터 어찌 풀어야 할지 모른 채 그런 서로를 몰라준다며 원망한다. 이제 그만 내 마음을 헤아리고 돌아볼 때이다. 내 안에 무엇이 비어 이토록 시리고 허전한지 그것을 찾을 수 있는 여행을 시작해보자. 그 여행길을 풍족하게 하기 위해 수잔 핀처가 제안했던 열두 달 만다라를 토대로 우리 현실에 맞게 재정리해보았다. 시중에는 여러 도안들이 나와 있다. 물론 그 도안에 채색을 하면서 많은 도움을 얻기도 한다. 그러나 그 또한 나를 있는 그대로 탐색하기에는 무리가 있어 보인다. 오롯이 나만이 담을 수 있는, 날 위한 나의 그릇에 집중해보자.

이 책은 수잔 핀처가 제안했던 열두 달의 이야기를 저자의 풀이에 따라 독자 스스로 시작부터 마무리까지 꾸려갈 수 있도록 최소한의 개입으로 구성되었다. 혹여 아동기에 그림을 좀 그리다가 먹고사는 일에 지쳐 미술이라는 영역에 자신이 없어졌다 해도 문제될 것은 없다. 화랑에 걸린 화가들의 그림처럼 근사한 작품을 보려거든 미술관을 찾으면 그만일 터. 당신의 그림 표현이 유치해서 창피하더라도 진솔한 표현이었을 것이다. 세상에 복제본 하나 없는 당신만의 소중한 표현들을 아끼며 감상할 수 있는 시간을 자신에게 허락하라. 그래야 어제보다 건강하고 상냥한 자신을 발견하게 될 것이다. 그대, 이제 그만 자신을 위해 움직일 때이다.

원종아

목차

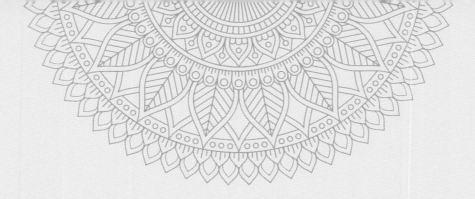

12개월 만다라 테라피 활용법

1 · · ·

만다라 작업 활동은 단순하지만 창의적으로 자신을 표현하는 수단 중 하나다. 최대한 자신에게 집중할 수 있는 조용하고 아늑한 공간을 확보하라. '주변 소음쯤은 날 방해할 수 없어'라는 마음이라면 일상의 소음 정도는 괜찮을 것이다. 그러나 '난 예민한 사람이야. 조금의 소음도 집중을 흩뜨리지'의 경우라면 최대한 소음에서 벗어날 수 있는 공간을 선택하는 것이 좋다. 그리고 작업을 하는 동안 어느 누구로부터도 방해받지 않고 자유로울 수 있어야 할 것이다.

2 · · ·

당신을 위한 공간과 시간이 확보되었다면 《12개월 만다라 테라피》를 펼치고 한 발짝씩 따라가면 된다. 각 작업마다 필요한 준비물을 제시해놓았다. 그것들을 만다라 창작 노트 주변에 비치해두자.

3 · · ·

각 활동마다 당신이 할 수 있는 명상의 주제가 제시되어 있다. 눈으로 읽고 난 후 눈을 감고 마음으로 되뇌어보자. 시작을 알리기 위해 당신의 목소리로 당신의 귀에 들려줘도 좋다.

4 · · ·

지그시 감은 눈 너머로 명상을 위한 여행을 떠나보자. 명상을 위해 향초나 음악이 필요하다면 사용해도 좋다. 그러나 향초는 향이 강하여 후각을 산만하게 하지 않아야 하며, 음악은 일상으로부터 이완을 선물할 수 있는 것이어야 한다. 즉 가사가 있는 가요나 팝송은 금물이다. 조용한 악기소리나 새소리, 물소리 같은 자연음이면 좋다. 음악이 준비되었다면 명상을 방해하지 않도록 작은 소리로 볼륨을 맞추도록 하자.

5 · · ·

작품 완성을 위한 정해진 시간은 없다. 사람에 따라 20분에서 60분이 소요되기도 한다. 당신의 흐름에 따라 조바심 없이 집중하면 된다. 단 작품 활동 중에 설거지를 한다거나 전화 통화를 하는 등의 불필요한 움직임은 삼가라. 당신 스스로를 위해 핸드폰을 매너모드로 설정하는 것은 매우 훌륭한 자세다. 그럴 수 있는 스스로에게 감탄해도 괜찮다.

6 · · ·

작품이 완성되었다면 감상할 차례다. 멀리 벽에 세워두고 혹은 여러 방향으로 돌려보면서 감상해보자. 그리고 설정된 방위를 표시하고 빈 공간에 제목, 보이는 모양, 느낌 등을 정리해보자. 당신이 사용한 색 중 강렬해 보이는 것을 적고 그 색에서 느껴지는 감정을 표현할 수도 있다. 당신의 작품만큼이나 기록을 위한 일지도 중요하다. 가감 없이 보이는 대로, 느끼는 대로 정리해보자. 당신만이 볼 수 있는 창작 노트다. 고로 주변을 의식하거나 눈치를 살필 필요가 없다. 이 또한 당신 스스로가 선물한 자유의 공간이 될 것이다. 사회로부터 억압되었던 단어들이 표현될 수도 있다. 당황하지 말고 솔직한 표현을 할 수 있음에 감사하라.

7 · · ·

모든 과정이 끝났다면 《12개월 만다라 테라피》를 안전한 곳에 보관하라. 타인의 눈에 띄어 당신의 안전이 위협받거나 불안해질 것을 예방하기 위함이다. 그림을 안전하게 보관할 수 있는 열쇠가 있는 경첩도 좋다. 혹은 당신만의 은밀한 장소일 수도 있다. 명심하라. 이 책이 안전하게 보관되어야 마음도 편안할 것이다.

8 · · ·

작품은 하루에 하나 정도가 적당하다. 매일 사용하기에는 일정에 무리가 될 수도 있으므로 1주일에 한 번 작업할 것을 권한다. 필자는 당신의 활동을 온전히 지켜볼 수 없어 적당한 피드백을 주는 데 한계가 있다. 작품들을 완성하고 뭔가 다른 감정들이 꿈틀거리는 것을 느끼거나 자신을 알기 위한 구체적인 활동을 원한다면 미술치료를 전문으로 다루는 연구소나 센터에서 도움을 받을 수 있다.

9 · · ·

공들인 당신의 작품을 헤집어 해석하려 하지 말 것을 권한다. 이 책에 당신의 마음을 자유로이 표현하는 것은 당신도 모르는 안전감을 느끼기 때문이다. 그렇게 당신이 그어놓은 선 하나하나를 해석하려 든다면, 그것을 애써 꺼내어놓은 당신은 무엇이 되겠는가? 좋은 계기를 만나 앞으로 한 발 딛으려는 당신에게 훼방을 놓거나 만신창이로 만들지 말길 바란다. 어떠한 표현도 할 수 있게 된 자신에게 감사하고 기특해하면 어떨까?

10 · · ·

어쩌면 당신 삶의 그늘을 탓하기 위한 핑계가 생길지도 모른다. 조상을 비롯한 타인에 대한 원망이나 시비를 소환할지도 모르겠다. 그러나 당신도 알고 있으리라. 당신 안을 들여다보고 다독이며 보호하자는 의도이지, 타인에게 화를 내며 핑계 대기 위한 자리가 아님을. 지금 당신의 상황이 곤란한 처지에 있다 하더라도 당신이 존귀함을 잊지 마라.

'만다라'란 무엇인가?

만다라Mandala는 마술적인 원magic circle을 의미하는 산스크리트어다. 기본적으로는 원circle을 뜻하나 대체적으로 중심이 있는 정방형의 이미지를 의미한다. 만다라는 우리 정신의 무의식적인 영역에서 메시지를 전달하는 비언어적인 도구인 이미지로 사용된다. 이때 원은 상징적인 이미지를 체계화하고 이를 안전하게 담아내는 역할을 한다. 만다라 만들기는 무의식과의 대화를 통해 의식적이고 사려 깊으며 분별력 있는 부분을 지원한다. 또한 균형감을 갖거나 회복할 수 있는 안전한 공간도 제공할 것이다.

우리 모두는 존엄한 존재다. 당신 스스로 존중하는 마음을 담아 정성껏 만다라를 지켜본다면 당신의 만다라가 주는 메시지를 점차 의식할 수 있을 것이다. 또한 당신의 바람이나 욕구에 대한 많은 정보를 얻을 수 있다. 열두 달 만다라를 통해 1년에 걸쳐 이루어진 자기발견 과정은 그동안 소원했던 자신을 더 잘 이해할 수 있도록 도울 것이다. 따라서 만다라는 당신 자신의 내면적인 성스러움을 집중적으로 담아내고 표현할 수 있는 강력한 도구로서 기능하게 된다.

만다라는 불교에서 사용하는 종교적인 명상기법 중 하나다. 그리고 스위스 정신과 의사인 융Jung에 의해 자기성찰 도구로써 활용되었다. 융은 자신의 스승인 프로이트 Freud와의 결별로 상심에 젖어 동양을 여행하던 중 한 사찰에서 만다라를 접하게 된다. 만다라를 통해 자기치유를 경험한 융은 만다라의 치유적인 기능을 자신의 환자들에게 적용하였다. 이에 혹자들은 만다라가 서양에서 유래된 것이라고 말하기도 한다. 그러나 만다라는 우리 전통에서도 볼 수 있다. 둥근 달 아래 여러 사람이 손을 잡고 둥근 원을 만든 후 일정한 방향으로 돌며 기원하던 '강강술래', 달 밝은 밤 정화수를 떠놓고 두 손을 모아 원을 그리며 소원을 빌던 모습에서도 발견된다. 또한 어머니의 자궁 역시 커다란 원으로 만다라를 이루고 있으며, 달력의 순환주기, 미국 원주민의 '치유의 바퀴', 거미줄, 주역에서의 64괘 등에서도 만다라를 발견할 수 있다. 따라서 만다라는 종교적 배신이나 민족을 거스르는 행위와는 별개의 문제다.

대부분 만다라의 근본은 주로 인간이 자신에 대해 알고 싶어하고 경험하고 싶어하는 조화와 우주 안에서 자신의 위치를 찾고 싶어하는 열망에서 비롯되었다. 인간의 삶은 커다란 자연의 질서 안에서 어린 시절부터 자기자각으로 시작된다. 어머니의 둥근 자궁 안에서 회전을 경험하고 산도를 통한 회전 여행 이후 어머니의 둥근 얼굴을 또다시 각인시킨다. 그리고 2~3세가 되어 처음으로 무언가를 끼적일 때에도 둥근 원으로 된 인격체를 표현한다. 이렇듯 원은 사람의 경험과 관련되어 자기를 표현하는 잠재력의 기초를 만든다. 이것이 만다라이다.

켈로그Kellogg는 융의 연구에서 영감을 얻어 만다라 문양을 수집하고 '위대한 만다라 일원상의 원형적 단계'를 구축했다. 그녀는 만다라가 인간 경험의 자연스러운 순환과 관련된다고 보았다. 따라서 위대한 일원상의 12단계는 개인의 성장에 있어서 계속적이고 순환적인 형태를 묘사하는 하나의 도식이다. 시간이 흐를수록 자연스럽게 위대한 일원상에서 묘사하는 성장의 모든 단계를 경험하게 된다. 당신의 만다라는 당신의 성장 과정을 반영하고 지원할 것이다.

당신은 지금껏 삶을 돌아보며 주기별 순환을 온전히 경험한 기억이 있는가? 처음 어머니의 몸속에 자리한 그 순간부터 청소년기까지는 당신의 의지대로 무언가를 성취하기보다는, 부모에게 인정받기 위한 행동들이 많았을 것이다. 그러기 위해서는 당신의 본성을 감추고 부모가 원하는 성격들을 더 개발하고 강화할 수밖에 없었을 것이다. 그러는 동안 당신의 본성은 억압되고 무의식 속으로 숨어들어, 과장과 왜곡을 반복하며 영역을 확장해가고 있었을 것이다. 그것이 부모의 양육권 아래에서는 별로 큰 문제를 유발하지는 않았을 수 있다. 그러나 현재의 당신 삶을 곤혹스럽게 방해하고 있을지도 모른다. 이미 성인인 당신은 제 삶에 일말의 책임을 감당해야 한다. 어린 시절의 부당함을 탓하기보다는 그 시절의 어린 당신을 새롭게 돌보고 오늘의 당신을 격려하며 살아가야 하는 것이다. 그런 과정들을 원활하게 경험할 수 있도록 제안된 만다라에 집중해볼 것을 권한다. 당신의 삶 굽이굽이 도사리고 있는 과제들에 대한 해결방안과 관련된 지혜를 얻게 될 것이다. 그 지혜를 통해 당신의 내일이 조금은 숨통 트인 삶이 되길 기원해본다.

: 만다라의 효과

융은 그의 스승 프로이트와 결별 이후 동양을 순회하며 종교적으로 사용되는 만다라를 만나게 된다. 이때 만난 만다라를 응용하여 자신의 마음을 다독이고 정화시킬 수 있었다. 이 경험을 거름 삼아 융은 자신의 환자들을 대상으로 다양한 치료 경험을 하게 된다. 그리고 만다라를 통한 치료 과정을 통해 만다라가 갖는 효과성을 발견하게 되었다. 융은 ① 각 개인이 갖는 본능적인 충동과 잠재적인 가능성의 구현과 ② 스스로의 잠재력을 완전히 다 발휘한 상태를 추구하려는 충동이 만다라를 통해 얻어진다고 했다. 만다라는 ③ 고유의 자기를 찾는 개성화 과정을 돕기 위해 정방형의 공간을 제공하기에 인간 통합을 향한 성장 도구로서의 역할에 대해 밝히고 있다.

투치Tucci는 만다라를 통한 치유의 가능성에 대해 이야기했다. 만다라는 ④ 각 개인의 충동을 명상적인 것으로 바꾸고, 조용하게 정신을 집중함으로써 나아갈 길을 보게 한다. ⑤ 미숙하나마 직관을 통해 은밀한 현실에 도달하게 되며, ⑥ 스스로를 재발견하려는 노력을 통해 외부 세계로 표출되는 현상들을 확실하게 볼 수 있다.

이 외에도 여러 연구자들에 의해 발견된 만다라가 갖는 다양한 효과들은 다음과 같다.

· 각 개인의 내면 질서를 생성하여 자기만의 의미를 경험하도록 명상을 제공한다.
· 정신의 내적 조화와 균형을 통해 감정 조절에 도움을 준다.
· 자신을 수용하고 긍정적인 에너지를 발견할 수 있다.
· 분열된 것을 하나로 모아 통합감을 제공한다.
· 자기 본연의 중심에서 나온 힘을 얻을 수 있다.
· 인간의 심리적 현실에서의 상황 파악을 기민하게 돕는다.
· 불안이 사라지고 일체감을 경험할 수 있다.
· 인간적인 따스함을 경험하며, 원만한 성격을 키운다.
· 자신과 단체생활에 대해 집중할 수 있다.
· 삶의 여유와 민감성을 갖는다.
· 창의적이고 적극적인 삶의 자세를 갖도록 돕는다.
· 주변의 현실을 새롭게 받아들일 수 있게 된다.

· 정신 집중과 동시에 심신의 이완이 가능하며, 학습능력을 향상시킨다.

· 일의 능률과 효율성을 돕는다.

· 융통성이 향상되고, 평상심을 유지할 수 있다.

· 심신이 균형감각을 찾게 되어, 육체가 건강해지고 마음이 편안해진다.

· 심리적으로 안정되고, 구체적인 자아성찰이 가능해진다.

· 복잡한 현대 삶의 스트레스를 감소시킨다.

· 창의적인 문제해결력이 향상된다.

· 애착관계를 개선하고, 자기신뢰를 회복할 수 있다.

· 내면의 긴장을 완화시키기에 만다라 제작 자체가 치료적 효과가 있다.

처음
동그라미

: 만다라를 경험하기 전에,

: 당신이 느끼는 당신의 모습을 머리부터 발끝까지 원 안에 표현해보자.

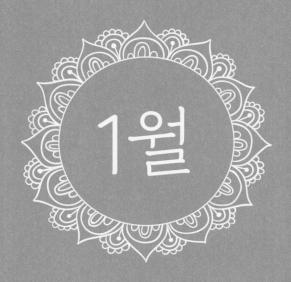

1월

칠흑 같은 어둠 속
모든 생명이 쉼을 허락받은 시간
무언가를 시작하기 위한 침잠의 고요한 겨울
낮의 태양 빛에도 온몸은 추위에 떨고,
성장을 향한 희망은 땅속에 갇혀 보이지 않는다.
절망 같은 어둠을 감내하라.

빈터

공허하고 쓸모없음의 순간, 쉼을 허락하라

1월은 새로운 도약을 위해 쉼표를 찍는 시간이다. 당신은 어머니의 자궁 안 아주 작은 점으로부터 시작된다. 어머니라는 몸속의 비옥한 토양과 적당한 체온으로 느껴지는 안온함을 통해 씨앗으로 자리를 틀고 막 안착했을 것이다. 온통 알 수 없는 어둠이 짙게 내려 있어 무엇 하나 볼 수 없는 작은 공간. 그 안에 별생각 없이 큰 존재감이나 아주 작은 형체로서 무감각에 가까운 씨앗과 같이 자란다. 아주 작은 점은 자발적이지 못한 태도로 주변 어둠으로부터 에너지를 모은다. 거대 우주인 모체는 보이지 않고, 그 주변을 어우르는 그릇에 침잠하여 양분을 취하며, 안으로부터 서서히 드러낸다. 마치 활동에 필요한 힘의 비축을 위해 동면을 선택하고 굴을 찾는 곰처럼 어머니의 자궁 안으로 재차 회귀를 꿈꾼다.

모든 달이 그러하듯 1월 또한 당신 삶에 여러 번 드리워진다. 당신의 정신과 감정이 저하되는 순간 혹은 좌절과 절망을 느끼는 순간이 될 수도 있다. 그럴수록 당신은 깊게 휴식하기 위하여 천천히 호흡하고 감사하며 받아들여야 할 것이다. 그래야 환영받는 경험을 얻을 수 있다. 소음을 버티기에는 나지막한 침잠만 한 것이 없다.

어머니 몸속 자궁은 어둡고 둥근 원의 형태일 것이다. 앞으로 만다라 작업을 하며 많은 의미와 상징을 생각하게 될 것이지만 1월에서만큼은 그것들을 버리고 그냥 지금 순간에 머물러보라. 지금 당신은 여기에 있는가?

• 원 채우기 만다라

준비물 : 붓펜, 분필파스텔(또는 오일파스텔이나 크레파스)

당신은 두 손 중 주로 사용하는 한쪽 손을 위주로 많은 활동을 해왔을 것이다. 밥을 먹을 때도, 글을 쓸 때도, 물건을 들 때도, 심지어 색칠을 할 때도 한쪽 손이 주로 사용되었을 것이다. 주로 사용하게 되는 손은 어린 시절에 결정되는데, 우리나라의 경우 대체로 어려서부터 오른손의 사용을 권장¹ 받는다. 왼손을 사용하게 되면 비난이나 매를 부르는 것에 대한 불안으로 재빨리 오른손을 집중적으로 사용하는 경우가 흔했다. 때문에 오른쪽에 대한 감각들이 발달하게 되었다.

오늘 만다라 작업에서는 양손의 통합을 증진시키기 위해 오른손과 왼손을 함께 사용해보려 한다. 오른쪽 페이지에 주로 사용하는 손으로 안전한 공간을 위한 경계로서의 원¹을 그려보자. 그리고 반대쪽 손을 이용하여 원하는 색의 파스텔로 원 안쪽을 색칠한다. 주로 사용하지 않는 손으로 칠해진 파스텔을 문지르며 작업을 즐겨라. 색을 칠할 때 원 전체가 채워지지 않을 수 있다. 그러나 문지르고 나면 원 전체에 당신의 색들이 번질 것이다.

• 작품 완성 후 느낌 남기기

▸ 당신의 경험과 완성된 원그림을 보며 무엇을 느끼는가?

1. 원은 문질러도 변함 없도록 붓펜 사용을 권한다.

• 부착 만다라

준비물 : 목탄

거미는 거미집을 지으며 거미줄과 연결된다. 이는 작은 씨앗이 어머니의 자궁을 만나 그 벽에 자리를 잡고 어머니와 연결되는 것을 상징한다. 어머니의 자궁 안 안온한 환경과 임신을 축하하고 환영하는 분위기는 작은 씨앗을 안전하게 부착시킬 것이다. 그러나 만약 자궁 밖으로부터 부정하는 환경이 유입되거나 방어하는 분위기는 작은 씨앗의 부착을 위협하게 된다. 만약 당신이 자궁 안에서 부정되는 경험으로 불안한 부착을 시도했다 하더라도 본 활동을 통한 치유 경험은 당신의 노력으로 가능한 것이다.

자유롭게 원을 그린다. 원을 관통하는 지름 선을 간격에 구애받지 않고 여섯 번 정도 그린다. 원의 중심(혹은 바깥) 부분의 한 지점에서 시작하여 다른 선까지 가로 선을 그어가며 거미줄의 그물을 만든다. 선은 계속해서 연결되어 바깥(혹은 중심) 원에 도달할 때까지 커다란 나선 모양으로 번져갈 것이다. 아주 천천히 한 호흡씩 깊게 느끼면서 움직이고, 그 움직임을 그대로 경험해보라. 그리고 그것이 당신이 느끼는 거미줄이 될 수 있게 완성해보자. 새로이 견고한 부착을 경험할 수 있기 위해서 한 호흡씩 천천히 리듬을 만들어볼 것을 권한다.

• 작품 완성 후 느낌 남기기

▸ 느리게 움직이는 것과 깊게 호흡하며 표현된 당신의 나선들이 어떻게 느껴지는가?

• 달 창조 만다라

준비물 : 검정 물감, 큰 붓, 파스텔(오일파스텔, 분필파스텔)

달이 없는 어둠을 떠올려보자. 월식이나 짙게 깔린 구름으로 인해 온통 칠흑 같은 어둠이 장악하는 밤 속에서 당신은 안전함을 느껴보았는가? 혹시 한줄기 희미한 빛줄기를 통해 편안함이 서리지는 않았는가? 아마도 당신이 어두운 밤을 안전하게 느낀다면 그것은 온전히 솟아 비추는 달이 있기 때문은 아닐까?

오늘 작업에서는 조명을 끄고 당신의 호흡과 감정을 이완시켜 어둠에 적응해보라. 조금만 인내심을 가지고 어둠에 몸을 맡기다 보면 곧 그 어둠에 적응한 눈은 당신의 작업을 도울 수 있을 것이다. 준비가 되었다면, 오른쪽 페이지에 물 사용 없이 검정 물감만으로 어둠을 짙게 깔아보자. 검정 물감이 서서히 말라가는 것을 감상하며, 당신의 검은 배경에 몸이 익숙해질 때까지 시간을 가져보라. 그리고 검은 종이에 밝은 색 오일파스텔을 선택하여 원을 그린다. 새롭게 맞은 어둠 속에서 당신의 달을 창조하라. 파스텔을 이용하여 당신만의 달을 완성해볼 수 있다.

• 작품 완성 후 느낌 남기기

▸ 어둠 속에서의 작업이 어떻게 느껴지는가? 달 만다라를 통해 연상되는 이야기는 무엇인가?

※ 물을 사용하면 종이가 울 수 있다. 물감만을 사용하여 지면의 울음을 최소화할 수 있다.

• 보호 주머니 만다라

준비물 : 사방 20센티미터 가량의 천 1장(씨실과 날실이 성긴), 여러 가지 색실, 돗바늘, 페브릭 물감(펜), 붓

고여 있는 어둠과 어머니의 양육적인 질감으로 느껴지는 천을 선택하여 둥글게 오린다. 돗바늘에 여러 색(원하는 색: 원 둘레보다 길게 준비한다)의 실을 꿰어 천의 바깥 원에서 1센티미터 안쪽으로 둘러가며 시침질을 한다. 바느질이 끝나면 실을 적당한 길이로 잘라준 후, 당겨서 리본을 묶어 주머니를 완성한다. 우리의 전통적인 복주머니를 연상해보자. 둥근 원 모양의 작지만 소중한 것을 담을 수 있는 손지갑 같은 주머니다. 주머니 겉모습을 꾸밀 때는 리본을 풀고 주름을 펼쳐야 한다. 완성된 주머니에 페브릭 물감으로 '오롯이 나만의 터'라는 상징 그림을 표현할 수 있다. 당신을 안전하게 보듬고 품어줄 공간이 완성되었다. 비밀 메시지 혹은 당신의 열망이나 염원 등을 안전하게 보관할 수 있다. 무언가를 넣었다면 양쪽 끈을 당겨 주머니 모양을 확인하라. 완성된 주머니는 오른쪽 페이지에 붙여놓거나 사진을 찍어 붙여놓을 수도 있다. 그렇게 당신의 흔적을 남겨라.

어린 시절 누군가에게 온전히 담겨지고 싶던 기억을 되돌려보라. 누군가는 그 기억이 따뜻하게 느껴지기도 하겠지만, 다른 누군가는 그 기억에서 냉랭한 거절을 맞보았을지도 모른다. 그건 당신 탓일 수가 없다. 아마도 당시 당신의 주머니 주인은 자신의 해결되지 못한 어떤 문제로 인해서 당신보다 자신이 더 크고 중요했을지도 모른다. 그건 아프지만, 흘러간 지난 일이다. 이제 새로이 당신을 온전히 보듬을 수 있는 주머니를 만들어 보상할 수 있다.

• 작품 완성 후 느낌 남기기

▶ 특별한 공간으로서의 보호 주머니 만다라가 어떻게 느껴지는가?

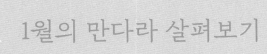

1월의 만다라 살펴보기

1월의 만다라는 당신이 생기기 전 고요와 적막함이 드리워진 공간이다. 아무것도 없지만, 무엇도 될 수 있는 무한한 가능성의 공간이기도 하다. 당신이 처음 어머니의 몸속에 자리하기 이전의 깨끗하고 조용한 무념의 이미지를 상상해보라. 존재하지만 없는 듯 생명마저 의심되는 순수의 그 공간, 어둠은 곧 도래할 무한한 빛의 향연을 품고 있다. 그리고 아주 작은 씨앗처럼 당신이라는 의미가 시작되었다. 사는 동안 당신의 삶에서 조용히 모든 것을 내려놓고 침잠해야 하는 시기와 닮아 있다. 1월의 만다라는 당신의 온 생애를 통해 종종 드나들게 될, 낮지만 안전한 공간이 되어준다. 따라서 이 시기 동안 당신은 단순한 것으로부터의 몰입을 경험하게 될 것이다. 깊은 의미를 찾기보다 지금의 순간에 집중하며 당신의 마음을 열 수 있도록 준비하라.

1월의 '원 채우기 만다라'는 당신의 양측성과 촉감을 자극하여 지금의 순간에 몰입할 수 있도록 도와준다. 조용히 이완된 상태를 유지하면서, 처음으로 경험했던 안전한 공간의 경계를 공고히 할 수 있다. 활동을 통해 떠오르는 기억이나 느낌들을 찬찬히 경험하며, 당신의 촉감에도 주의를 기울이라. 이 경험을 조금 더 깊게 하고 싶다면, 오일파스텔을 사용할 수도 있다. 당신이 사용하는 색이 밀리고 당기는 느낌에서 뭉개지는 느낌까지 충분히 경험할 것을 권한다.

'부착 만다라'에서는 당신 어머니의 안에서 연결되어 있던 당신의 상태를 반영할 것이다. 어머니 몸속에 자리할 때 주변의 환경이나 어머니 개인적인 정서 상태에 따라 당신의 부착은 안전이나 위태로움으로 반영될 수도 있다. 혹은 안전하고 싶은 소망을 반영하여 더욱 견고히 옥죄이는 형태를 띠고 있을 수도 있다. 당신의 부착 만다라에 대한 느낌에 따라 여러 가지 해석이 가능하다. 누군가에게는 유쾌하고 활력 있는 초기 기억의 회상일 수도 있다. 그와 반대로 초기의 불안을 보듬고 안전한 새로운 공간을 구축하기 위해 어려운 기억을 소환하고 있을지도 모른다. 또 다른 누군가에게는 최초의 죄책감으로 인해 가지고 있던 부채감을 달래기 위한 경험일 수도 있다. 중요한 것은 아주 느리게 천천히 당신을 이완시키면서 지켜온 기억의 이면을 돌아보고 교정하는 기회를 얻는 것이다.

'달 창조 만다라'에서는 어둠 속에서 온전히 있는 그대로의 당신을 느끼고 이완할 수 있다. 우리 눈은 어둠 속에 머물면 머지않아 곧 그 어둠에 적응한다. 당신의 눈을 어둠에 적응시킬 수 있는 최소한의 기회다. 어둠의 고요와 안전이 주는 비호를 고스란히 받으며, 당신만을 새롭게 비출 수 있는 빛을 독점하는 시간이다. 이때에는 파스텔 톤의 밝은 기운이 표현되기도 한다. 당신의 달 표현을 위한 손끝의 경험에 집중하라.

'보호 주머니 만다라'에서는 당신만을 위해 가득 메울 수 있는 안전한 공간을 경험할 것이다. 처음 당신이 찾아들기 이전 어머니에게는 당신만을 보호하기 위해 준비된 방이 있었다. 그 방안 가득 당신의 빛과 향기가 채워지고, 당신이라는 소리로 온전할 수 있었을 것이다. 또한 당신만이 아는 은밀함을 감추거나 보호할 수 있는 공간일 것이다. 누군가는 비록 그 공간에서 거부감을 경험했을지라도, 결과적으로는 선택되었기에 지금 숨 쉬고 있지 않은가? 그 선택이 마지못한 것이었을지언정 선택이라는 결과에 집중해보자. 그 선택에는 당신이 미처 눈치 채지 못한 온갖 위협이 있었을지도 모른다. 그 위협으로부터 당신의 그릇은 당신을 지켜냈고, 당신은 삶으로 초대되었다. 이 공간은 앞으로 당신 스스로를 위한 양육의 경험으로 채워질 것이다. 과거에 당연히 기대되었지만 채워지지 못한 아쉬움과 더 나은 당신의 풍요를 위한 경험들로 가득 채울 수 있는 현실 속에 존재하는 공간을 확보한 셈이다. 스스로 그 사실을 축하할 수 있길 바란다.

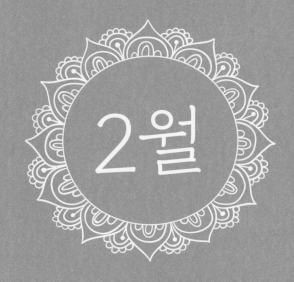

2월

봄을 만끽하기 위하여
칙칙하던 옷을 벗고
화사한 리듬을 곁들여
금빛이 내리쬐는 새벽녘에
무한한 사랑을 경험한다.
동트기 전의 나른함으로부터 깨어나라.

2월

생명의 정원

쾌락의 동산에서 행복을 향유하라

2월은 수동적이고 산만한 의식으로 어머니의 자궁 안에 맡겨져 머물며 느긋하게 부유하는 시간으로 임신한 어머니의 태내 중반기 경험을 상기시킨다. 어머니 자궁 안에서 그저 행복한 태아는 유유자적하게 시간을 즐긴다. 그렇다고 활발한 움직임을 능동적으로 보이는 것은 아니다. 어머니 자궁 안 환경을 탐색하고, 그 안에서 놀이를 찾고, 양수에 몸을 맡겨 움직이며 그렇게 흐름에 적응하는 동안 삶의 의미를 담는다. 그런 중에 새로운 방식을 알게 되고, 그에 맞는 새로운 행동을 익히며, 생명의 정원을 즐기는 시간이다. 여전히 주어진 주변의 풍족한 환경에서 기운을 모은다. 삶의 후반기에 경험하는 2월은 보는 것과 체험하는 것, 느끼는 것에서 한결 유연한 모습을 띠게 될 것이다.

2월, 어머니의 자궁 안 양수는 마르지 않는 샘처럼 풍요를 준다. 태초의 물이 그러했듯 기름진 터전으로 많은 것들을 포용하고, 수용을 성장시킨다. 그러나 안전한 원 밖으로 범람하는 등의 경계가 모호하다. 당신의 만다라 작업에서 표현되는 생산성과 창조성을 만끽할 수 있도록 스스로를 놓아주어라. 몸을 부드럽게 이완시키면서 호흡을 가다듬고 당신의 만다라에 집중해보자.

• 풍성한 별 만다라

준비물 : 색연필이나 파스텔

지금은 불빛이 너무 많아 별을 보기가 힘든 도시 생활로 인해 일 삼아 시골길을 찾아 별 풍경을 구경한다. 그러나 여러분도 어두운 밤 시골 툇마루에 걸터앉아 별을 헤던 경험이 있을 것이다. 엎어진 하늘 그릇에 촘촘히 박혀 있던 별을 보며 여러 가지 형체를 가늠해보기도 하고, '나 하나 별 하나' 동시에 젖어 있거나, 윤동주의 '별 헤는 밤'을 되뇌던 그때의 풍요를 생각해보라. 빈곤하지만 넉넉했던 그 시절 모순되게도 풍요롭던 과거가 있었다. 여러분 각자 풍성한 별무리에 황홀해하며 생명의 정원을 만끽하던 경험을 회상해보자.

자 이제 당신 앞에 재료를 준비해두고, 조용히 앉아 깊게 호흡하며 이완을 시켜보자. 자연이 주는 풍족함의 경이로움에 대해서 생각해보자. 당신은 한겨울 늦은 밤 더없이 풍요로운 하늘 풍경에서 쏟아질 듯 반짝이던 별들을 보았다. 그 풍경을 회상하며 원의 형상을 한 거대한 하늘 속에 무수한 별들을 채워 당신의 무한한 우주를 완성하라.

• 작품 완성 후 느낌 남기기

▸ 당신의 자연을 통해 어떤 영감을 얻었는가?

• 물감 만다라

준비물 : 수채화 물감, 신문지, 붓, 물통, 종이타월, A4용지(또는 도화지), 빈 접시, 딱풀

2월은 어머니의 자궁 안 적당한 온도의 양수 속을 부유하던 경험과 관련된 감정을 밖으로 드러내게 한다. 그때만 해도 우리는 물에 사는 생명체였다. 물의 흐름에 몸을 맡기고 수동적으로 움직이던 그 시간이 지나갔다고 해서 우리가 물을 잊은 것은 아니다. 칭얼대고 까탈을 부리는 아기들도 양수 온도의 물에 띄우면 조용히 그 유동성을 만끽하며 편안한 표정을 짓듯 그렇게 물에 끌리는 것은 지극히 당연하지 않은가? 이제 물 만다라를 통해서 당신의 태아적 경험과 접촉하고 감정을 나누는 경험을 가져보자.

우선 도화지나 A4용지의 뒷면에 신문지를 두둑이 깔아 물기를 흡수할 수 있도록 준비한다. 그리고 붓에 깨끗한 물을 충분히 묻혀 도화지나 A4용지 전체에 붓질을 한다. 빈 접시에 원하는 색을 풀어 적당한 양의 물과 섞는다. 붓에 물감을 찍어서 젖은 도화지나 A4용지에 계획 없이 떨어뜨린다. 물감이 종이 위의 수분과 만나면서 일으키는 경이로움을 그대로 경험하라. 당신이 원하는 만큼 물감을 떨어뜨리고 다양한 색으로 전개시켜볼 수 있다. 새로운 A4용지에 깨끗한 물을 충분히 칠한 후, 앞선 경험에 따른 이미지를 표현한다. 완성된 작품이 마르면, 원하는 부분을 동그랗게 오려 오른쪽 페이지 중앙에 붙여놓을 수 있다.

• 작품 완성 후 느낌 남기기

▸ 물의 번짐이 어떻게 느껴지는가?

가능성 만다라

준비물 : 잡지, 가위, 풀

물이 주는 무한한 안락함만큼 풍요로운 가능성을 경험할 차례다. 그동안 발현되지 못했던 당신의 가능성을 맘껏 즐겨보라. 머릿속에 떠오르는 어떠한 제한도 무시하라. 그저 어린 시절 느꼈던 호기심만으로 이미지를 찾아보자.

지금 당장 당신 눈과 손이 선택한 이미지를 찾아 둥글게 오린다. 사람이나 물건, 장소, 상황 등 어떤 것을 나타내는 이미지를 선택할 수 있다. 최대한의 이미지를 선택하여 둥글게 오려서 오른쪽 원 안에 구성한 후 풀로 고정시켜라. 이미지는 서로 겹쳐 붙일 수 있고, 가능한 한 오른쪽 페이지의 큰 원을 다 채울 수 있도록 하라. 그런 후 감상해보자. 당신이 선택한 이미지가 의미하는 주제는 무엇인가? 당신이 선택한 단서는 당신이 진정한 존재가 되도록 선별된 길잡이다. 당신의 새로운 가능성을 기꺼이 경험하라.

작품 완성 후 느낌 남기기

▸ 특별히 강조되고 있는 영역은 무엇이며, 지금 당신의 생활 속으로 부르고 싶은 것은 어떤 것이 있는가?

돌봄 만다라

준비물 : 파스텔, 물티슈

    힘겨울 때 우리는 사랑하는 다른 이에게서 많은 위로를 추구한다. 그러나 밖에서 들어오는 위로가 충분할 수는 없다. 또한 시기적절하게 제공되기도 어렵다. 따라서 무언가 명치끝에 꽉 막혀 헐떡이는 숨을 집어삼키는 스트레스로부터 스스로를 챙길 수 있는 방법을 찾는 것은 중요하다. 이제 사랑하는 누군가의 보살핌보다 당신 스스로의 보살핌이 필요한 시점이다. 그래야 조금은 어긋나더라도 사랑하는 이가 주는 돌봄이 충분해질 수 있다.

    좋아하는 색의 파스텔들을 선택하여 놓는다. 선택한 색 중 하나의 파스텔로 원을 보강한다. 그리고 나머지 파스텔을 이용하여 원의 주변과 중심을 채운다. 적당한 시점에 파스텔을 내려놓고 깊은 호흡을 하면서 손가락으로 문질러 색을 섞는다. 색의 경계를 흐리게 하는 일에 집중하면서 천천히 리듬을 만들며 작업하라. 손끝의 느낌과 느린 호흡에 집중하며 천천히 그리고 가능한 편안하게 이완시키면서 작업을 시작해보라.

작품 완성 후 느낌 남기기

▸ 만다라를 그리기 시작했을 때의 마음 상태와 비교해서 지금 어떻게 느껴지는가?

2월의 만다라 살펴보기

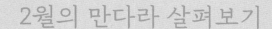

   2월의 만다라에서는 물속에서 수동적으로나마 꿈틀대는 에너지의 감동을 경험하게 된다. 나들(나와 모체)은 공생을 통해 어렴풋한 미래의 가능성을 펼쳐나갈 수 있다. 어린 씨앗은 고인 물속을 부유하지만, 고인 물은 속성이 유순하고 아늑하며 안전하다. 풍랑에 휘말리거나 급류로 속 시끄러울 일들이 차단되며, 담긴 그릇 안에서 조용하고 안전할 수 있다. 뿐만 아니라 물이 갖는 유동성은 경계를 흩트리며 자율과 창의적인 활동을 가능하게 한다. 고유의 수동성에 의도치 않은 능동을 겸비하게 만드는 요소로 작용할 수 있다. 두드러진 색의 사용으로는 파랑, 녹색, 보라, 노랑 등의 색들이 연하게 표현된다. 이 시기의 당신 경험이 무력감과 당혹감으로 남겨져 있을 수도 있다. 그러나 당신이 가지고 있는 고유의 치유력을 믿는다면, 이 시기의 재경험을 통해 새로운 가능성을 발견할 수 있으리라.

   '풍성한 별 만다라' 작업은 소박한 시골 낭만을 소환하며, 과거 당신이 그랬듯 셀 수 없을 만큼 무수한 가능성들을 제공한다. 밤하늘 촘촘한 별무리를 보며 그 반짝이는 생명력에 감탄한 적이 있는가? 그 별들을 그대로 내 그릇에 담아 텃밭에 뿌리는 것을 상상해본 적이 있는가? 쏟아질 듯 반짝이는 별 그늘을 머리에 이고 그 풍요에 취해 노래를 흥얼거리던 기억은 어떤가? 아마도 촘촘한 별 아래에서 당신은 낭만과 황홀을 경험했을 것이다. 그러한 이미지를 그리며 당신의 원을 채웠을 것이고 당신이 주문한 풍요가 고스란히 원이라는 그릇에 쏟아졌음을 감상할 수 있다. 그 많은 빛들이 당신이 펼쳐보지 못한 잠재력이라면? 앞으로 남은 당신의 시간을 위해 거둬들일 수 있는 가능성이라면? 당신 스스로에게 차분히 명상할 수 있는 여유를 양보해보자.

'물감 만다라'에서는 생명의 정원에서 물속을 부유하던 당신이 남겼을 흔적을 찾아볼 수 있다. 유순하지만 장난기 어린 물과 동반되는 축축한 경험 속에서 '어린 나'의 기억을 떠올리며 환기할 수 있다. 경계를 넘어 번져나가는 색들의 향연을 그대로 즐겨보라.

'가능성 만다라'에서는 판단 없이 벌어지는 상황들을 경험하라. 비난이나 그 어떤 소음도 배제하라. 그저 상황이 어떻게 흘러가는지에 대한 인식만을 필요로 한다. 작품이 다 완성되고 나면 당신 스스로가 선택한 가능성이 의미하는 바를 헤아려보라. 중앙에 어엿하게 강조하고 있는 것은 무엇인가? 지금의 삶에서 가장 필요로 하는 것은 무엇인가? 당신의 무의식 속에서 드러내고 있는 것은 무엇인가? 당신의 만다라에 표현된 것은 당신의 흥미나 관심이 쏠리는 방향을 알려줄 뿐만 아니라, 당신이 갖는 욕망과 스타일을 알려준다.

'돌봄 만다라'에서는 속도를 줄이고 의도하지 않은 방향성과 촉감에 의지하게 되었을 것이다. 때로는 무언가를 계획하고 추진하기보다 무계획의 흐트러진 모습을 통해 자기 돌봄이 가능해지기도 한다. 잘 짜인 환경 속에서 지금껏 살아왔다면 잠시 망설여지기도 할 터이다. 그러나 누구의 도움 없이 스스로를 도울 수 있는 방법을 터득하는 일은 매우 중요하다. 그래야 힘든 것도 잘 견디며, 또 내일을 살아갈 수 있게 된다.

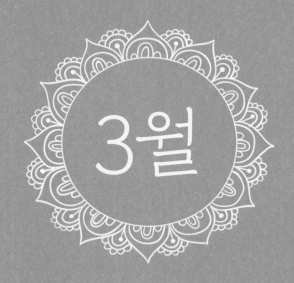

3월

온전한 따스함
살을 에는 듯 스치는 바람
느닷없이 교차로에 나선다.
파릇한 새순은
자연의 생명 대열에 나란히 줄 서고
나를 느끼기 시작한다.
호흡부터 동작까지
당신의 모든 것이 우주의 일원임을 잊지 마라.

모험

방랑의 시간, 떠날 채비는 그대의 몫이다

  태아는 부유하던 물속에서 점점 자라 진정한 인간의 형태로 전환되어간다. 이미 자란 태아는 물기둥처럼 연결되어 있는 나선모양의 탯줄을 조금은 능동적으로 만지고 당기고 밀며 새로운 놀이를 하게 된다. 그리고 자궁 안 풍요로 점점 자란 태아는 새로운 여행길을 꿈꾸게 된다. 3월은 태아가 경험하게 될 신성한 여행을 위한 시간으로 모체에서의 임신 후반기 경험과 일치한다. 어머니 자궁 안으로부터 원형적인 움직임을 반복하며 시작된 여행길은 모험 그 자체와 같다. 3월의 이른 봄, 당신의 첫 여행을 위해 고조된 기운과 더불어 설렘을 초대한다.

  이제 곧 알아차림의 순간이다. 차츰 고조된 기운은 사람으로서의 욕망을 알게 하고, 무모함을 모험 삼아 존재를 발전시킨다. 그러나 현실에 대한 계획만큼 모험의 방향에 대한 갈피를 잡지 못하고 있는 단계로 제한되어진다. 따라서 당신의 많은 감각이 원하는 가능성의 방향으로 끌리게 될 것이다. 다음 단계로의 성장을 위해 지금 당신을 준비시키고 있는 과업에 집중하라.

• 고리선 만다라

준비물 : 색연필

어머니의 자궁 안 당신은 여러 번 모습을 바꾸며 존재했다. 꼬리와 물갈퀴의 생성과 소멸 등 다양한 모습으로 변화하면서 탯줄을 통해 어머니와 교감을 나누었다. 그 교감을 연결한 것이 원통의 나선형 모습을 한 탯줄이다. 탯줄은 당신과 어머니의 연결통로가 되어 안전감을 준다. 그것이 있어 서로의 존재 안에서 소통을 나눌 수 있었다.

오른쪽 페이지 원 위의 원하는 한 지점에 점을 찍는다. 이 부분은 당신이 어머니의 자궁 안에 있을 때 안전하게 느끼며 되돌아갔던 애착점이다. 이 점을 시작으로 색연필을 떼지 않고 매끄러운 고리를 그려서 원을 채워라. 고리를 그리는 동안 탯줄로 연결되었던 당신의 애착점을 기억하라. 삶에서 예상치 못한 변화를 마주했을 때 이 점은 안전한 연결점이 될 것이다. 이 점으로 되돌아와 안전함 속에서 휴식을 취할 수도 있다. 당신의 흔적들은 부드러운 곡선을 그리며 의미 없는 끄적임으로 남을 수도 있고, 한 송이 꽃으로 피어 향기를 남길 수도 있다. 그 모든 것은 지금 당신의 선택인 것이다.

• 작품 완성 후 느낌 남기기

▸ 알 수 없는 변화의 가능성 앞에서 당신의 만다라가 주는 안전감은 어떻게 기능하는가?

• 핵심기억 만다라

준비물 : 여러 종류의 끈(고무줄, 털실, 지끈 등), 구슬, 스팽글, 리본, 목
공용 풀

어머니의 자궁 안에서 시도했던 여러 번의 변화를 통해 당신은 성장했다. 새로운 여행을 시작하면서도 끊임없는 변화의 시점을 만난다. 어머니의 자궁 안은 느닷없는 수축과 이완을 반복하며 당신의 새로운 시작을 격려한다. 당신이 굽이굽이 만나게 되는 삶의 변화 지점에 집중하라.

긴 지끈의 시작과 끝을 묶어 커다란 원을 만든다. 원하는 재료를 적당하게 잘라 커다란 지끈 원에 걸쳐지게 매듭을 묶는다. 그 다음 당신 인생에서 중요 포인트가 되는 지점이라고 느껴지는 시점마다 새로운 끈을 한 번씩 매듭으로 묶는다. 처음 자전거를 배우던 때 매듭 한 번, 동생이 태어나 새로운 친구가 되었을 때 매듭 한 번, 이사를 하여 새 동네에 적응을 하던 때 매듭 한 번 이렇게 포인트가 되는 상황들을 순서대로 매듭짓는다. 그 당시의 의미를 장식하기 위해 구슬이나 스팽글 등으로 장식할 수도 있다. 당신이 살아오는 동안 포인트로 작용했던 여러 변화에 집중하라. 완성된 핵심기억 만다라는 오른쪽 페이지에 붙일 수도 있고, 1월의 보호 주머니 만다라에 넣어 보관할 수 있다.

당신의 흑백사진을 소환하여 지금의 시각으로 머물 수 있는 몇 안 되는 기회가 찾아왔다. 당신의 선택을 응원하라.

• 작품 완성 후 느낌 남기기

▸ 핵심기억 만다라를 어떻게 처리하고 싶은가?

• 촉감 만다라[2]

준비물 : 신문지, 물감, 파스텔이나 기본 그리기 재료(혹은 한지와 풀)

나선을 통해 당신의 가능성이 활성화되고, 조금 성장한 당신은 그것들을 알기 위해 적극적으로 찾아 나선다. 손으로 어머니 자궁 안의 양수를 밀고 움켜쥐며 탐색을 시도하였고, 미끈한 원통 모양의 탯줄을 잡아 밀고 당기며 충분히 놀아본 당신이다. 이제 그 탐색을 성장한 당신의 손으로 다시금 경험해보자.

신문지를 깔고 원하는 색깔의 물감을 골라 손가락 하나에서 차츰 손바닥 전체로 탐색해본다. 그리고 그것들을 떨구고, 뿌리며 찍고, 문지르며 커다란 원으로 발전시켜보라. 당신의 감각과 창의적인 활동을 위해 이 과정을 즐겨보자. 물감의 촉감과 당신의 창의적인 활동들을 충분히 경험했다면, 이제는 그 경험을 거둬들일 차례. 오른쪽 페이지 원 안에 작업했던 내용물을 찍어 앞선 탐색을 구체화시킨다. 당신이 경험한 작품 중에 마음에 드는 것을 골라 마르기 전에 원 안에 찍어 옮기고 그것이 무언가가 될 수 있도록 공을 들여보자. 비록 남들 눈에 아무것도 아닐지라도 당신에게 의미가 있으면 충분하다. 완성된 작품을 기꺼이 만끽하라.

• 작품 완성 후 느낌 남기기

▸ 당신 손의 움직임과 관련된 활동성을 생각해볼 때 오늘의 경험이 어떻게 느껴지는가?

▸ 촉감을 통해 알게 된 정보를 당신의 삶에서 어떻게 활용할 수 있는가?

2. 묽은 밀가루 풀이나 전분을 활용해볼 수 있다. 밀가루 풀이나 전분에 원하는 색을 섞어 다양한 색 풀을 만들고 탐색해보라. 전분에 물을 풀어 손끝에서 손바닥 전체로 옮겨가며 탐색해볼 수 있다.

• 미궁 만다라

준비물 : 털실이나 끈, 풀, 색연필(혹은 잡지 이미지), 붓펜

성장한 당신은 어머니의 자궁 안 수축과 확장의 반복 끝에 산도로 밀려난다. 산도는 구불구불 나선의 모습을 하고 있다. 이 나선의 장소에서 당신은 여러 번 방향을 바꾸면서 중심을 향하여 움직이다가 이내 다시 멀어지기를 반복한다. 그리고는 어머니의 안과 밖의 비밀스런 연결을 통해 스스로를 밝힐 시간이다. 이렇게 미궁의 경험이 시작된다. 미궁을 걷는다는 것은 삶 중에 부딪히게 될 의문이나 근심거리의 해결을 위해 곱씹으며 집중하는 것을 의미한다. 당신은 미궁을 경험하는 동안 새로운 지혜에 눈을 뜨게 된다.

오른쪽 페이지에 털실이나 끈으로 자유로운 나선을 그리며 밖에서 안으로 움직이다 미궁 입구에 도착한다. 완성된 나선을 따라 손가락으로 중심점을 향하여 추적해본다. 중앙에 도달하였다면 다시 뒤돌아 밖을 향해 움직여라. 길은 오직 하나다. 잘못된 길이란 없다. 당신 자신을 믿고 앞에 보이는 길을 따라 움직여라. 당신이 고정해놓은 끈은 당신을 지탱해주는 든든한 담장이 되어줄 것이다. 이와 같은 삶의 경험이 있었다면, 그것을 은유하여 색이나 모양으로 표현을 추가할 수 있다. 이러한 경험은 당신이 얻은 지혜의 활용에 대한 영감을 줄 것이다.

• 작품 완성 후 느낌 남기기

▶ 미궁의 체험은 어떻게 경험되는가?
　당신은 미궁을 통해 무엇을 근심하고 어떤 의문의 답을 얻었는가?

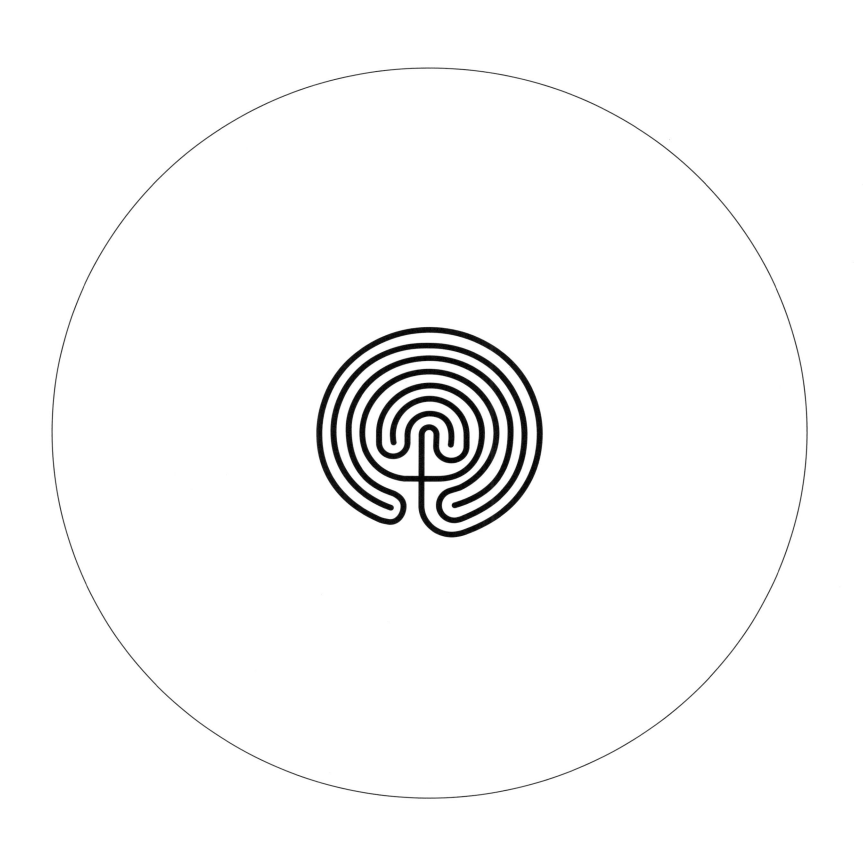

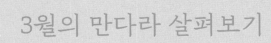

3월의 만다라 살펴보기

3월의 만다라에서는 담벼락에 고착된 넝쿨처럼 어머니의 몸속 깊이 생겨난 원통 모양의 탯줄과 관련된다. 어머니와 아이를 하나로 연결하여 공생적 존재임을 자각시키며, 그 울림통을 통해 서로의 감정과 면역기능을 주고받는 통로인 셈이다. 앞선 물의 시기보다 조금은 더 능동적인 활동을 시작하게 된다. 본능적으로 당기고 밀며 놀이개 삼아 태반에 담기기 버거울 만큼씩 자란다. 곧 어머니의 몸 밖을 향하는 여행이 시작될 것이다. 그 여행은 굽이굽이 돌며 도사린 소용돌이를 통과하고 좁다란 낯선 길을 따라 움직여야 한다. 종착지는 정해져 있지만, 처음이라는 것들은 늘 설렘과 두려움을 동반하는 법이다. 어머니와 아기는 서로에게 협력하여 이 난관을 헤쳐 나가게 된다. 이러한 과정들은 이전에 갖던 의식들로부터 전환기에 도달했음을 시사한다. 따라서 여전히 파스텔 톤의 색들이 등장할 수 있지만, 혹여 짙은 남색이나 검정의 유입도 있을 수 있다. 난산과도 같은 험난한 여행 과정이었다면 더더욱 강렬한 색들이 나타날 수 있겠다. 원망에 앞서, 고단했던 첫 여행에도 불구하고 목적지를 잃지 않고 꿋꿋이 움직였던 스스로를 대견해해보자. 혹은 신기하도록 신바람 나는 여행이었을 수도 있다. 그렇다면, 당신의 즐거웠던 감정들을 소환해볼 수 있겠다.

'고리선 만다라'는 탯줄을 통해 소통하던 경험을 환기시킨다. 탯줄은 어머니와 아기를 연결하는 움직임을 갖는 유연한 관이다. 이를 통해 어머니의 정서나 태도가 전달되고, 아기의 분비물이 배출될 때 편안함을 나눈다. 당시의 경험이 고단한 것이었다면 새롭게 경험을 구축해보라. 지금 당신이 재경험하는 것은 당신의 의지와 의도대로이다. 쉴 곳 없는 여행만큼 고단하고 외로운 것은 없다. 당신의 선들이 되돌아가 쉴 수 있도록 안전한 쉼터를 마련해보라. 누군가에게는 되돌아서는 것이 곤혹

일 수도 있겠지만, 불편하다는 이유로 안전할 수 있는 공간을 포기하는 것은 어리석음이다.

'핵심기억 만다라'에서는 그동안의 삶에서 겪은 전환점을 살펴볼 수 있다. 삶에는 정해진 답이 없듯, 결과를 변화시킬 수 있는 다른 가능성을 담은 사건과 상황들이 있다. 예를 들면 선택과 포기가 그렇다. 둘은 정해진 짝꿍이다. 당신의 기억 속에서 당신이 선택하여 오늘을 만든 그 상황들을 되짚어볼 수 있다. 당신 의지에서건, 어쩔 수 없는 양육자의 의도에서건 일어났던 일에 집중하라. 당시 당신의 감정과 경험에 대한 기억들을 소환하여 오늘의 삶에 풍요로 더해볼 수 있다.

'촉감 만다라'에서는 첫 여행에서 얻은 경험을 손의 느낌으로 재연할 수 있다. 부드럽게 미끄러지는 물감의 감촉과 번짐이 주는 우연한 효과에서 경계의 확장과 흩어짐의 자유로움을 느낄 수도 있다. 삶의 규제 속에 당신의 자유는 핀잔의 대상이 되기도 구속의 대상이 되기도 했을 터다. 그러나 여기 이 종이 안에서는 괜찮다. 당신이 맘껏 저지르던 자유로움을 소환해서 추억을 만끽할 수 있다.

'미궁 만다라'에서는 당신이 어머니의 산도를 빠져나올 때처럼 굽이굽이 오로지 하나의 길만이 펼쳐져 있다. 길을 나섰다가 방향을 잃고 헤매는 일 따위는 없다. 당신이 처음 걸음마를 익혔을 때처럼 한 발씩 앞으로 디디면 된다. 어려운 문제나 사건에 얽혀 쉽게 나올 수 없는 길이란 의미로 사용되는 미궁은 당신의 근심을 단순화할 수 있는 지혜를 준다. 당신은 단순해진 문제에 해결방안을 제시할 수 있게 되고, 그 지혜를 행동으로 옮길 수 있는 용기를 취하면 된다.

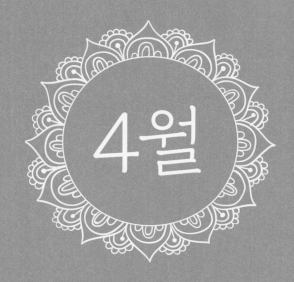

4월

톡 튀는 생명력
작은 꽃봉오리로 터뜨리고
눈부시도록 찬란한 빛의 약속
이슬 끝에 머금은 수다
변화 속의 자신을 발견하다.
결코, 혼자가 아님을 기억하라.

4월

출발

켜켜이 닫힌 형형색색의 문을 열어젖히다

　태아는 어머니의 산도를 따라 첫 여행을 감행한 이후 '신생아'라는 이름으로 진화한다. 신생아에게 있어 첫 번째 상호작용의 대상은 어머니다. 아기는 온통 잡히는 대로 물고, 빨고, 만지며 환경에 대한 호기심을 품는다. 그중에서도 안전하고 질 좋은 놀이터는 어머니다. 어머니의 품을 안전기지로 삼아 조금 떨어졌다 다시 되돌아가 안기는 놀이를 통해 세상을 탐색한다. 그리고 인간존재의 의미를 배워간다. 이처럼 4월은 위니캇이 말하는 'good enough mother'의 영역과 닿아 있다. 무르익은 봄 아기는 어머니로부터 자아상을 발달시키며 강화해나간다.

　당신은 4월을 작업하면서 어릴 적 상처로부터 더 이상 자라지 못하고 고착된 마음 상태에 대한 작업을 시작하게 된다. 그리고 이러한 내면아이 작업을 통해 당신 스스로가 자신에게 좋은 양육자로서 역할을 하는 것에 대한 의미를 찾게 될 것이다.

　새로운 경험은 그냥 지나칠 수 있는 삶의 본질을 깊게 이해할 수 있는 기회를 제공한다. 그것에 대한 수용은 자기 본연에 대한 신뢰를 전제로 가능하다. 이 단계의 경험은 당신으로부터 풍부한 경험과 알아차림에 대한 감사와 사랑, 그것들의 가치와 믿음을 얻게 할 것이다. 이 단계로 돌아가는 것을 통해서 기존의 시視감각은 새로운 각도에서 세상을 보고, 새로운 행동을 시도하며, 마음으로는 돌봄의 기술을 개선시킬 기회를 얻게 될 것이다. 당신 스스로가 양육의 새로운 장을 열게 되는 것이다.

이상적인 모자상 만다라

준비물 : 잡지, 풀, 가위, 색연필이나 파스텔(오일파스텔)

4월은 어머니와 아기의 인류 보편적 이미지를 불러온다. 양육의 이미지는 누군가를 돌보고 보듬으며 안전하게 지켜주고 보호함을 통해 서로 간에 일치감을 느끼는 행위를 말한다. 여기에서 대부분 상냥하고 온화하며 가식 없이 온전히 아기에게 집중하는 좋은 어머니를 떠올리게 된다. 떠올린 좋은 어머니에 대한 특성은 종교적 이미지와 함께 무의식 중에 각인되어 있다.

원 안에 연한 파스텔 계열로 색을 칠해 안락한 양육적 느낌을 만들어보자. 잡지에서 온전히 양육적인 어머니와 아이 상을 선택하여 원의 중앙에 붙인다. 당신만의 의미를 강조하기 위해 무언가를 덧붙이거나 꾸밀 수 있다. 이상적인 모자상 만다라 작업을 통해 스스로에게 할 수 있는 좋은 어머니 역할을 받아들임으로써 숨겨진 것에 대한 표현의 기회를 갖게 된다.

작품 완성 후 느낌 남기기

▸ 만다라 안에 상징화된 신성한 양육적 존재에 대해 어떻게 느껴지는가?

▸ 만다라 안에 표현된 신성한 존재가 당신 안의 아이에게 무엇을 들려주는가?

• 내면의 아이 만다라

준비물 : 아기 때 사진, 풀, 가위, 솜이나 부드러운 천, 색연필이나 파스텔

내면의 아이는 생의 초 어린 시선으로 바라본 세상에 대한 해석을 토대로 형성된 존재를 위한 근본적인 성질의 일부분이다. 따라서 당신에게 주어진 고달픈 삶에서 버텨내기 위해 필연적으로 생성된 예민하고 미성숙한 당신이다. 그 아이는 성장을 모르는 채 그 시간에 멈춰 있다. 그래서 성장한 지금 당신의 많은 기능과 판단을 고착시키거나 현재의 오해나 고통의 원인이 되어 있기도 하다. 그 아이에게는 현명한 지침을 제공해줄 돌봄의 부재가 있었을지도 모른다. 내면의 아이 만다라 작업은 고착에서 벗어나 현재의 자료를 발견하고 처리하도록 돕는 과정이 될 것이다.

원의 중심에 준비한 아기 때 사진을 붙인다. 아기의 이미지를 보듬어주기 위해 사진 주변을 풍성하고 안온하게 느껴지도록 덧 꾸밀 수 있다. 내면의 아이 만다라는 당신의 빛바랜 과거의 실수나 패배감을 용서하고 이해하여 회복력을 선물할 것이다.

• 작품 완성 후 느낌 남기기

▸ 이 만다라를 통해 당신은 무엇을 경험했는가?

▸ 어린 당신이 충분히 안전하게 느껴지기 위해 필요한 것은 무엇인가?

• 꽃송이 만다라

준비물 : 잡지나 색종이(색지), 색연필이나 사인펜, 풀, 가위

우리에게는 누구나 원하는 돌봄이 있고, 그 돌봄 안에서 인정받고 싶어한다. 그것이 양육 환경에서 주어지기를 바라는 마음은 당연하지 않은가? 누군가는 정말 그 돌봄으로부터 벗어나 있었을 수도 있고, 누군가는 그 돌봄 안에서 또 다른 돌봄을 꿈꿨을 수도 있다. 그것은 당신을 돌봐야 마땅했던 그 누군가에 대한 비난과는 다른 것이다. 당신이라는 송이송이마다 갖고 있는 혹은 상상하는 자원을 꾸려보자. 꽃송이 만다라를 통해 당신은 포근하고 안온함을 느낄 것이다. 이때에 형성된 긍정적인 여유는 당신이 필요로 할 때마다 자기 돌봄을 위하여 상기시킬 수 있는 상징이 될 것이다.

중심원 안에 자기상징을 그리거나 찾아서 붙인다. 중심원과 바깥원 사이의 공간을 꽃잎으로 채운다. 꽃잎을 직접 그려 넣을 수도 있고, 색종이나 잡지에서 원하는 색을 선택하여 사용할 수도 있다. 각 꽃잎마다 돌봄의 활동이나 분위기, 향기나 촉감, 메시지에 대해 적거나 그린다. 완성된 꽃송이는 사는 동안 당신의 위안이 되어줄 것이다.

• 작품 완성 후 느낌 남기기

▸당신의 꽃송이 만다라를 통해 받고 있는 보호가 어떻게 느껴지는가?

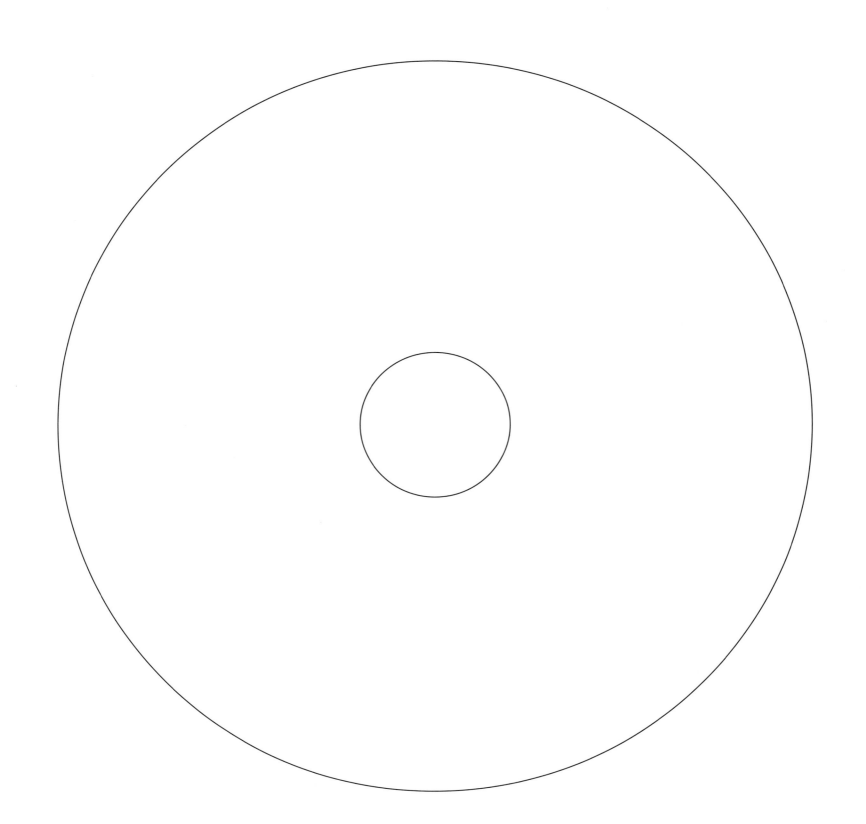

• 받아들임 만다라

준비물 : 사인펜(색연필), 볼펜이나 붓펜

우리는 과거에 길들어 있다. 그래서 새로운 것을 두려워하는 속성이 무의식 중에 자리하고 있는 것이다. 그러나 4월은 새로움을 있는 그대로 받아들일 것을 요구한다. 받아들임 만다라에서는 삶에 나타난 이슈와 그것에 대한 당신의 반응과 지지를 발전시키기 위한 방법을 탐색하게 한다. 당신은 이러한 작업을 통해 새로운 것과 기존의 것이 잘 어우러져 스스로에 대한 안전한 보호를 어떻게 도울 것인지를 알게 될 것이다.

당신이 희망하는 새로운 것에 대해서 생각해보자. 인간관계, 취업이나 직업, 개인적인 성장 등 뭉뚱그리기보다 구체적인 것을 고민해보면 좋겠다. 삼각형 안에 새롭게 바라는 것에 대해서 떠오르는 이미지나 글을 표현한다. 삼각형 밖 반원에는 중심에 표현한 당신의 삶을 가능하게 도울 수 있는 것, 그것을 이루기 위한 자기 돌봄에 대한 행동이나 지지, 성공적인 도전에 대한 성취의 경험 등을 표현해보라.

• 작품 완성 후 느낌 남기기

▸ 당신의 만다라에서 두드러져 보이는 희망이 어떻게 느껴지는가?

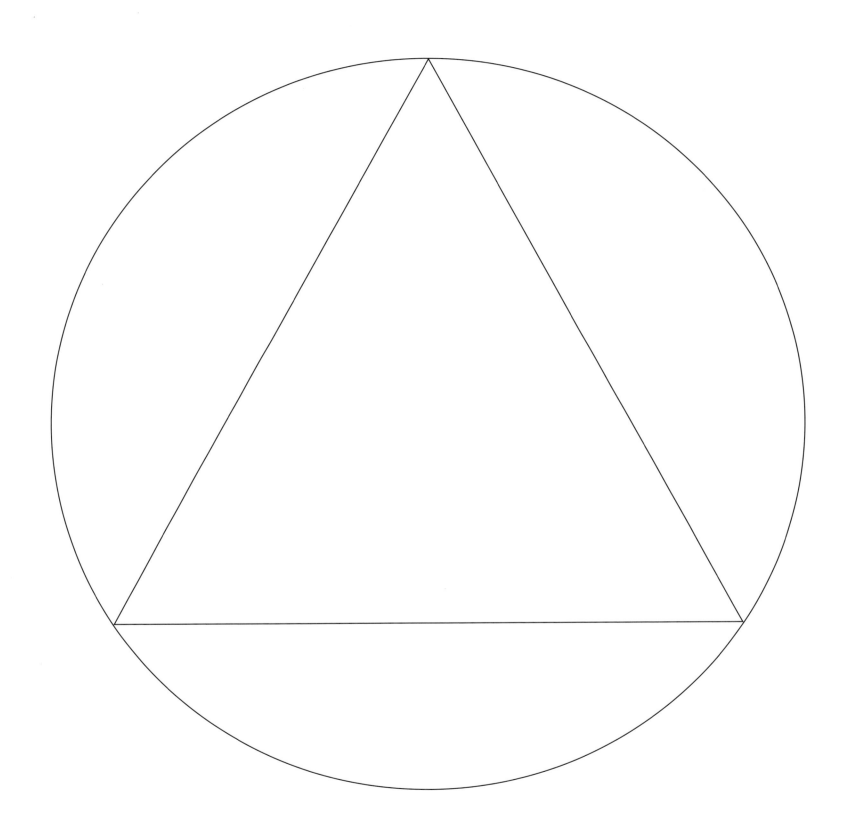

4월의 만다라 살펴보기

　4월의 만다라에서는 어머니라는 세계로부터 독립된 개체로서의 삶으로 전환되었다. 그러나 여전히 양육자의 안온한 돌봄이 필요한 시기다. 개인의 청결을 위한 신변처리부터 생명유지를 위한 식생활까지 불편을 느낄 새 없이 한 몸인 듯 제공되기를 희망한다. 또한 어린 행동에 대한 성숙하고 일관된 반응들을 통해 규칙과 안전을 느끼게 될 것이다. 따라서 앞서 본 뭉개진 경계는 명확하고 선명하게 표현될 것이다. 사용되는 색은 양육과 관련된 파스텔 톤으로 따뜻하고 몽환적으로 표출된다. 누군가는 이 시기의 경험에서 박탈을 경험했을지도 모르겠다. 하여 '안온한 어머니의 품'이라는 말이 피상적이고 거짓처럼 느껴질 수도 있겠다. 그래도 괜찮다. 이 과정을 통해 당신이 취해야 할 것은 스스로에게 그런 어머니로서 기능하는 법을 익히는 것이다. 그것이면 충분하다. 다른 경험으로는 안정적이고 평온한 추억을 소환할 수도 있을 것이다. 그 경험만큼 스스로에게 안전한 양육을 유지할 수 있는 기회이기를 바란다.

　'이상적인 모자상 만다라'에서는 아이를 보호하고 사랑으로 돌보는 현명하고 이상적인 어머니에 대한 표현을 유도한다. 당신이 아는 현재의 삶에서 만나볼 수 없었다면, 신화 속의 어머니를 소환해볼 수도 있다. 당신이 생각하는 양육과 관련하여 가장 이상적인 어머니의 이미지를 찾는 것은 매우 중요하다. 당신 스스로의 돌봄에 대한 기분 좋은 출발이 되었을 것이다.

　'내면의 아이 만다라'에서는 어린 시절 좁은 시선으로 고착된 편견과 오해를 보듬고 유연한 성인의 시선을 통해 확장될 것을 기대한다. 어린 당신의 주변은 그 아기를 안전하고 평온하게 보듬기에 충분한가? 만약 부족함을 느낀다면 부드러운 매체를 활용하여 안온함을 보충해보라. 피양육자 시절 당신의 삶이 고단했다면 더더욱 안전하고 편안한 품이 필요할 것이다. 아기로서의 자신을 알고, 성인으로서의 돌봄을 실천할 때이다.

'꽃송이 만다라'에서는 당신이 잊고 있던 풍요로운 양육 환경을 상기시켜준다. 또한 한 개인으로서의 온전한 양육을 위한 이미지가 형성될 것이다. 대부분의 사람들은 소외되었거나 무시당했던 부정적인 경험을 꼬리처럼 달고 산다. 그러나 되돌아보라. 늘 나쁘기만 했던 적도, 늘 좋기만 했던 적도 없었을 것이다. 나쁜 상황도 있었을 테고 싫었던 때도 있었겠지만, 기분 좋고 반가운 일들도 있었을 것이다. 꽃송이 만다라에서는 긍정의 경험에 초점을 두고 당신을 충분히 이완시킬 수 있는 기회를 경험할 수 있다. 그동안 당신이 잊고 있던 온정을 고스란히 재경험할 수 있도록 스스로를 허락할 수 있는 핑계를 찾게 되었길 바란다.

'받아들임 만다라'는 기존의 것에서 벗어나 새로운 것을 받아들일 수 있도록 도움을 준다. 새롭게 꾸린 희망과 기대를 어떻게 다룰 것인지, 그 계획에 필요한 것은 무엇인지, 스스로의 달성을 위해 무엇을 해나갈 수 있는지 등에 대한 지혜를 얻게 될 것이다. 당신 스스로가 찾아낸 해법에 감탄해도 괜찮다. 당신 삶의 열쇠는 당신이 쥐고 있을 테니까.

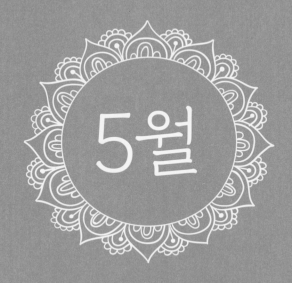

5월

포근한 편견 속의 고조되어가는 기운
편안한 저녁나절
근거를 모른 채 엄습하는 자신감
모르던 주장이 생기고
거침없이 싫음을 외치며 나다움을 부르짖다.
여전히 의존적인 당신.

표적

불안의 끝자락 아슬한 곡예를 멈추고 맞서라

    삶은 때때로 분노와 불안, 당황스러움을 느끼다가도 용기 충천하여 당당함을 뽐내기도 한다. 5월은 자기다움에 대한 입장을 발견하고 다름을 주장하는 시기다. 생애 초기 나를 알고 주장하게 되는 시점에서 경험되며, 더 이상은 의존적인 역할을 포기한 듯 '혼자', '내가', '안 돼', '싫어' 등의 모험을 감행한다. 그래서 미운 네 살이라고 불리기도 한다. 이 단계에서는 의존과 독립이라는 대립된 욕구가 팽팽히 맞선다. 최선을 선택하는 과정에서 저항에 부딪히고 때로는 뜻 모를 시기와 앙갚음에 대한 두려움을 느낄 수도 있다. 감정의 혼란, 망설임, 자기비난 등의 충돌로 곤혹스러울 수 있다. 따라서 진정한 자기 돌봄이 필요한 시점이다.

    이미 성장한 당신이 이 시기로 되돌아간다는 것은 스스로의 의식을 변화시키는 것에 대한 깊은 의미를 나타낸다. 스스로와 밀고 당기는 행동을 통해 개인적인 성장의 전환점을 맞게 된 것이다. 5월의 과업은 어린 시절 부모에 맞서서 버티거나 자율적으로 두려움에 항거하며 그러한 모습에 대해 스스로 책임지는 것이다. 당신 스스로의 성장을 위해 시련에 맞서 당당히 싸우고, 버틸 수 있는 유연함이 필요하다.

• 뿌리 만다라

준비물 : 색연필, 파스텔 등 기본 그리기 재료, 잡지, 풀

모든 것에는 생성과 소멸이 반복되는 시작 지점이 있으며, 이는 신성한 근원을 상징한다. 보통 어떤 것이 생겨나고 자랄 수 있는 근원을 없앤다고 할 때 '뿌리째 뽑는다'는 말을 사용한다. 뿌리는 생명의 근원이며 땅에 고착시켜 삶을 유지하게 한다. 사람의 뿌리는 그의 '기본 정신'을 말한다. 당신이 놓치고 있는 기본 정신에 다가가보자. 뿌리 만다라 작업을 통해 중심점을 사용하여 성장에서의 전환을 경험하게 될 것이다. 이 시점에 변화가 어떤 의미로 다가오는가? 그 깨달음이 뿌리 만다라에서 과업이 될 것이다.

그려진 4개의 각 원마다 원하는 색을 이용하여 빈 곳이 없게 꼼꼼히 채운다. 원을 채우던 중 떠오르는 이미지가 있다면 점으로 표현할 수 있다. 또는 이미지에서 벗어나고 싶다면 다른 색으로 전환할 수도 있다. 만다라가 색으로 채워졌다면 당신 표현의 어울림을 관찰하라. 그리고 당신을 상징하는 색을 이용하여 만다라 중앙에 점을 찍는다. 완성된 만다라의 잠재력을 알게 될 것이다.

• 작품 완성 후 느낌 남기기

▸뿌리 만다라를 통해 발생되는 전환이 당신에게 어떤 의미인가?

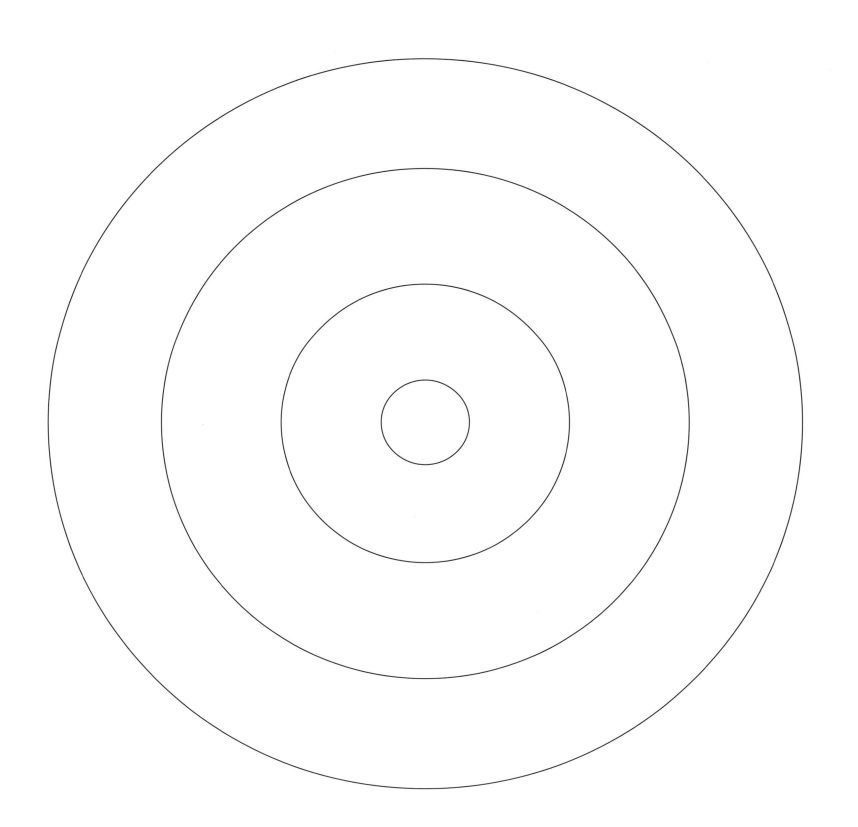

만다라
18

가족조각 만다라

준비물 : 도자기 찰흙, 물감(또는 컬러 매직펜), 꾸미기 재료

당신은 가족이라는 친밀한 집단을 통해 관계적 태도와 행동에 대해 배운다. 그것들은 당신의 무의식에 자리 잡은 채 당신이 하는 여러 가지 선택과 포기를 주관했다. 아늑하고 안전한 대상이기도 하지만, 누군가에게는 부채감을 주는 혹은 절망을 느끼게 하는 근원이기도 할 터이다. 그래서 같은 '가족'이라는 단어에 다양한 반응들이 나타난다. 이제 당신이 양육되던 당시의 가족조각을 통해 가족에 대한 의미를 재구성해보자.

찰흙으로 당신의 유년 시절(2~4세쯤)에 함께 살았던 가족과 당신의 모습을 형상화한다. 모든 가족의 모습이 완성되었다면, 유년 시절 당신의 가족에 대한 기억을 회상해보자. 잠시 떠오르는 기억에 머문 후 오른쪽 페이지의 원 안에 기억 상황을 구성한다. 가장 중요한 사람과 당신을 중심으로 다른 인물들을 배치시킨다.

작품 완성 후 느낌 남기기

▶ 당신의 작업은 이 시기의 당신 삶에 대해서 무엇을 알려주는가?

▶ 구성된 작품에서 당신과 가장 가까이 위치한 인물과 가장 먼 곳에 배치된 인물은 누구인가? 그 구성에 대해 떠오르는 일화가 있다면 무엇일까?

▶ 당신과 가족에 대한 기억으로 각각의 인물을 배치하는 것이 어떻게 경험되는가?

울타리 만다라

준비물 : 기본 그리기 재료(파스텔, 색연필, 붓펜 등)

울타리는 나와 너를 구분 짓는 적절한 경계다. 그 경계를 통해 안으로는 나를 견고히 세우고, 밖으로는 나의 결점을 보호하게 된다. 이렇듯 당신 삶에서 안전한 보호 장치로 기능하게 된다. 위협으로부터 쫓길 때, 스트레스로부터 편안해지고 싶을 때 안전함을 줄 수 있는 장치는 삶을 윤택하게 해준다. 당신은 울타리 만다라를 통해 불안에 대한 적극적인 방어행동을 위해서 이미지를 새롭게 만들 수 있다. 또한 보호를 위해 지지나 격려의 메시지를 만들고 긍정적인 사고의 기회를 갖게 될 것이다.

도화지의 가운데 지점에 컴퍼스를 대고 일정한 간격으로 점점 커지는 3개의 원을 그린다. 가운데 원은 당신의 상징이다. 당신을 나타내는 이미지를 사용하거나 당신의 각오 혹은 당신의 의미를 사용할 수 있다. 중심원 주변의 각 원은 당신의 상황에 따라 필요한 보호를 의미한다. 두 번째와 세 번째 원에 세로의 중심선을 그린다. 두 번째 원의 한쪽 편에 그동안 겪었던 불편한 순간의 상징을 표현한다. 반대편에는 그 불편에 대한 적절한 행동을 이미지로 나타낸다. 세 번째 원에는 적대적인 경험의 상황을 표현한다. 반대편에는 우호적이고 안전한 보호로 편안하게 느껴지도록 지지의 말이나 대처방안에 대한 이미지를 표현한다.

작품 완성 후 느낌 남기기

▸ 그간 사용해온 당신의 전략들이 어떻게 느껴지는가?

▸ 당신의 보호막은 안전한가?

• 소신 만다라

준비물 : 4절 도화지, 컴퍼스, 기본 그리기 재료, 색종이, 풀, 가위

우리는 어떤 문제에 부딪히게 되면 개인적인 소신을 발휘한다. 때때로 삶에서의 주체가 되기 위해 개인적인 관점에 대한 입장을 분명히 할 필요가 있다. 그것은 자기 본연의 특별한 인격체로서의 존엄에 대한 공개적 알림이기도 하다. 소신 만다라를 통해 자신의 입장을 고수하고 자발적이고 독립적으로 버틸 수 있는 기회를 갖게 될 것이다.

당신의 발을 보고 원의 중앙에 그것을 2~4세의 유아 발 크기로 윤곽을 그린다. 발의 윤곽선에 맞춰 당신이 주인이 되도록 색과 모양을 추가하여 꾸민다. 완성되었으면 당신의 만다라를 자신의 기억 속에 각인시킨다. 조용히 눈을 감고 각인된 자신의 만다라 어린 발 위에 올라서서 자신의 입장을 밝히는 어린아이를 경험하라. 소신 만다라 경험을 확장하고 싶으면 커다란 종이를 준비하여 커다란 원을 그리고 그 위에 올라선 당당한 당신의 발을 본뜨고, 주변을 장식하여 만다라를 완성할 수도 있다.

• 작품 완성 후 느낌 남기기

▸ 자신의 입장을 밝히는 어린 당신이 어떻게 경험되는가?

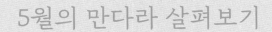

5월의 만다라 살펴보기

　5월의 만다라에서는 고양된 어린 주장의 당돌함이 애써 찾은 합리적 근거를 가면 삼아 관심의 대상이 되기도 한다. 당신의 삶에서 5월을 맞아 처음으로 자기다움을 내세우며, 기성의 요구에 맞서게 될 것이다. 그러나 당신의 주장을 펼치려면 그 많은 의견들에 대한 숙고와 재고가 필요하다. 즉 기성의 견고함에 대한 충돌에 맞서려면 변변한 근거와 무기가 마련되어야 하는 것이다. 따라서 부딪히는 충돌을 어떻게 견뎌내는가 하는 것이 이 시기의 달성해야 할 과업일 수도 있겠다. 이 시기에는 기성과 신생의 대비가 주로 보색으로 표현되기도 한다. 표현된 선명한 색채는 날것의 주장과 미성숙한 소견을 보여준다. 이 시기를 보다 잘 버티고 견디려면 당시 머물던 체계로서의 가족에 대한 회상과 고민이 필요하다. 당신이 끊임없이 연민하던 어린아이는 이 시기부터 생겨나, 아직도 이 시기에 머물러 있을 가능성이 아주 높기 때문이다.

　'뿌리 만다라'는 원 중심으로의 회귀를 위한 의도로 마련되었다. 당신의 삶 중에서 타인으로부터 부러움과 관심의 대상이 되고 있음을 느꼈던 경험이나, 타인의 시선에 의해 공격이나 비난의 대상이 된다고 느꼈던 상황을 소환해보라. 그리고 그 중심에는 시기든 관심이든 여러 시선들이 머물던 당신이 있었다. 서로 상반되는 여러 상황에도 알게 모르게 당신은 균형을 유지하고자 중심점에 존재했을 것이다. 점점 확장되는 시선 속에서 당신의 의미를 깨달을 수 있도록 허용해보라.

　'가족조각 만다라'에서는 당신의 어린 시절 처음으로 소통과 단절을 경험했던 기억을 소환한다. 부모와 형제자매가 있고, 혹은 4살 전후 무렵 함께 지내던 다른 가족 구성원도 있었을 것이다. 그들에 대한 표현을 통해 당신의 경험을 생생하게 재체험할 수도 있다. 가족 모형을 다 만들고 배치한 후 비로소 배제된(만들어지지 않은) 가족 구성원을 발견하기도 한다. 그 당혹감도 잠시, 이 모든 것이 그 가족 구성원에 대해 갖고 있는 당신의 주관적인 견해다. 처음에는 당신 가족 전체의 상황을 구성하고, 다음에는 당신이 바라는 가족의 상황으로 구성해볼 수도 있다. 당신이 바라는 가족으로 구성되기 위해 필요한 것은 무엇인가? 그것을 가능하게 하기 위한 당신의 노력에 집중하라.

'울타리 만다라'에서는 당신 스스로를 보호하기 위해 갖췄던 최소한(혹은 최적)의 방어기제가 표현될 수 있다. 위협으로부터 스스로를 지키기 위해 사용하고 개발한 것들이 당신에게는 어떤 의미일까? 지금도 온전하게 유용한 것으로 여겨지는 것은 무엇일까? 당신 스스로가 개발한 보호 수준은 당신을 지키기에 충분한가? 앞으로 남겨진 삶을 위해 당신이 마련한 보호 수준들을 재구축할 수 있도록 돕는 경험을 기꺼이 받아들일 수 있으면 좋겠다.

'소신 만다라'에서는 문제에 봉착했을 때 회피하거나 외면하지 않고 당당히 맞서 제 소신을 발휘하는 자신을 발견하게 될 것이다. 살아가는 여러 날 동안 당신은 중립적이고 싶어도 어쩔 수 없이 입장을 밝혀야 할 위기들을 맞게 될 수도 있다. 이때는 수줍음보다는 개인이 보유한 소명에 대한 소신을 밝혀야 한다. 나의 목소리를 들려줌으로써, 무엇에 소속되기만 한 존재가 아닌 독립된 개체로서의 존재감을 획득하게 될 것이다. 누군가는 자기 소신을 말하는 것이 자연스러울 수도 있고, 또 다른 누군가는 불편할 수도 있으며, 혹은 죄책감이 느껴질지도 모르겠다. 당신이 부모의 그늘에서 받았던 양육은 그만큼 힘이 있다. 이제는 당신에게 최적화된 양육을 통해 변화를 꾀할 때이다.

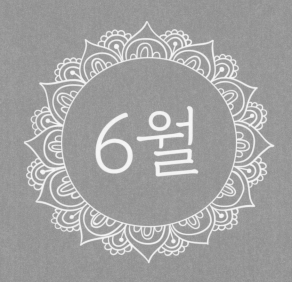

6월

정오의 열기를 향한 따뜻하고 긴 함성
젊음의 끓어오르는 열정
혼자만으로도 충분하다는 믿음
기성을 향한 의미 있는 반항
그렇게 독립을 선언하고
밝음으로 인도되다.
내면의 불을 지펴라.

6월

도전

분별력으로 권위에 맞서라

6월 온기는 열기가 되고, 무성한 나뭇잎 사이로 찌는 듯한 볕이 내리쬔다. 낮의 태양은 제 영역을 넓혀 밤을 쪼개어 점령한다. 뜨겁게 펼쳐진 태양 덕에 바람과 그늘조차 옷깃을 펼쳐 든다. 어머니의 울타리 안에 자리하던 당신은 분리된 존재로서의 당당함을 주장한다. 제 것이 중한 만큼 남과의 분리도 분명하며, 어린 주장에서 깨어나 서로 간의 이해를 도모하게 된다. 권위의 옳고 그름에 대한 갈등, 사회의 기존 질서에 대한 도전, 또래 간 응집력 등이 이 단계의 시작을 알린다. 이 시기에 나타나는 갈등을 감수하는 것은 자기를 분별하고 깨닫는 능력을 증진시키고 자아탄력성을 발전시키는 힘이 된다. 이 단계는 이른 여름 높게 뜬 태양으로 인해 낮이 가장 긴 하지와 일치한다.

원초적인 상태로 회귀하려는 무의식적인 갈등으로부터 자유를 선언하며 갈등에 맞선다. 6월이 청소년기 이후에 반복되면 그때의 관점에서 청소년기의 경험을 도전하게 될 것이다. 기운과 열정이 넘치는 6월의 과업은 모순을 감내하고 기다릴 줄 알며, 자신에 대한 불편한 사연마저 하나로 합체하는 일이다. 이 시기의 만다라는 위/아래, 좌/우 등 반으로 나뉘어 흑-백, 반항-순응, 통제-자유 등 분리된 갈등을 드러낸다. 따라서 색상에서도 보색의 표현이 드러나며 대립된 느낌을 줄 수 있다. 이러한 대립은 열정이며 넘치는 기운의 상징이기도 하다.

• 부모원형 만다라

준비물 : 기본 그리기 재료(색연필, 파스텔, 붓펜, 색종이 등)

부모의 원형은 이상적인 부모상의 기본이다. 부모원형은 우리 각자가 스스로에서 양육적인 역할을 하는 것에 대해 동기를 제공한다. 즉 어릴 적 양육자에게서 받은 훈계나 격려는 성장한 후의 나 스스로에 대한 자원으로 작용한다. 당신이 기성에 대고 거침없이 자신을 외칠 때에도 그것은 부모에 의해 비친 당신의 모습을 반영한다. 부모원형 만다라는 부모를 포함한 권위적인 인물을 통해 당신이 갖게 된 남성성과 여성성에 대한 스스로의 깨달음을 증진시킨다.

오른쪽 페이지의 원에서 나누어진 한쪽 면은 아버지(남성성)를, 반대쪽 면은 어머니(여성성)를 나타낸다. 당신의 남성성과 여성성에 대한 원형인 부모를 향한 느낌과 의견을 표현하는 이미지를 완성하라. 완성된 반원 아래 당신의 견해를 형용사로 적어보라. '강인한', '소심한', '천박한', '나태한', '날카로운', '무기력한', '활기찬', '수동적인' 당신의 견해를 제한하지 말고 적을 수 있다.

• 작품 완성 후 느낌 남기기

▸ 당신 작품에 표현된 남성성과 여성성에 대한 의견은 무엇인가?

▸ 완성된 작품에서 호불호로 갈리는 것은 무엇인가?

▸ 완성된 이미지 중 당신 스스로가 선호하며 선택한 것은 무엇인가?

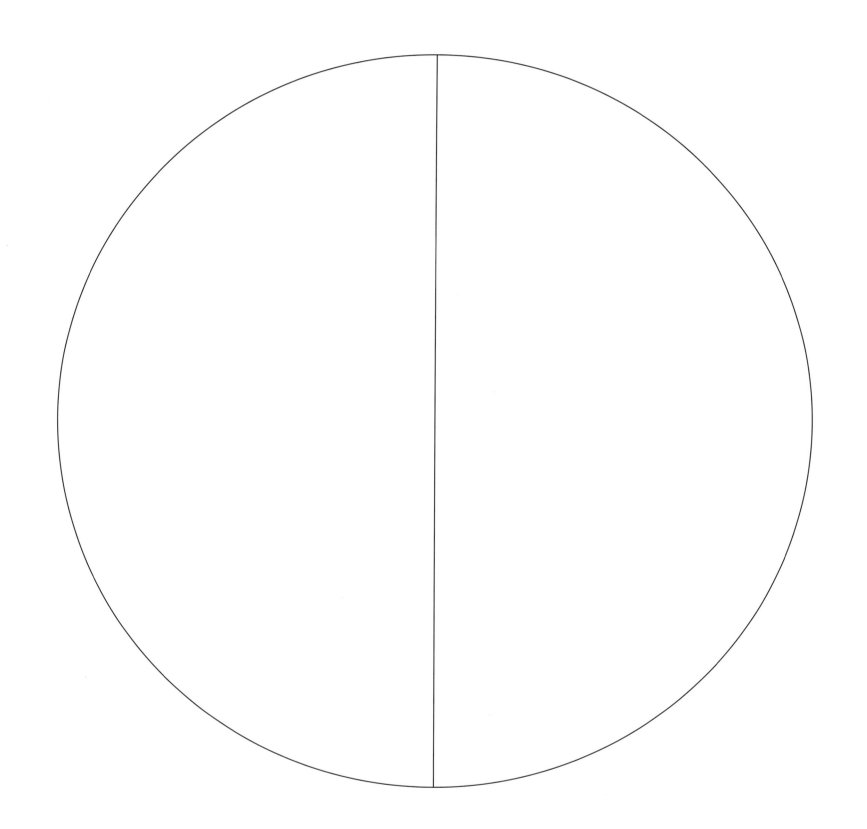

• 나의 청소년 만다라

준비물 : 청소년 시절 사진이나 이미지, 부모의 사진이나 이미지, 색연
필, 파스텔 등

청소년기는 중요한 변화의 시기로 더러는 불편한 기억을 가지고 있다. 그 기억은 자
책하는 마음, 어리둥절함, 타인으로부터의 평가, 비교되는 것에 대한 분노 등에 대
한 내용을 담고 있을 수 있다. 또한 이 시기에 당신은 오롯이 당신으로서 존재하기
는 어려웠을 것이다. 타인들의 시선에 잔뜩 웅크렸을지도 모른다. 또는 타인의 눈으
로 자신을 비난했을지도 모르겠다. 이 만다라에서 당신은 청소년기를 넘긴 성숙한 입
장에서 청소년기의 상태를 재경험해볼 수 있는 기회를 갖게 될 것이다. 그리고 청소
년으로서 당신이 했던 최선에 대한 분별을 갖게 될 것이다.

오른쪽 페이지 중심원에 청소년기 당신의 이미지를 표현한다. 큰 원의 한쪽 면에
는 청소년기의 당신 아버지를 다른 면에는 어머니를 상징화한다. 권위로부터의 안전
을 위하여 경계를 진하게 강조할 수 있다.

• 작품 완성 후 느낌 남기기

▸ 청소년기 당신에 대한 표현이 어떻게 느껴지는가?

▸ 당시의 당신에게 감춰진 의혹이나 해결되지 못한 과제들이 어떻게 반영되고 있
는가?

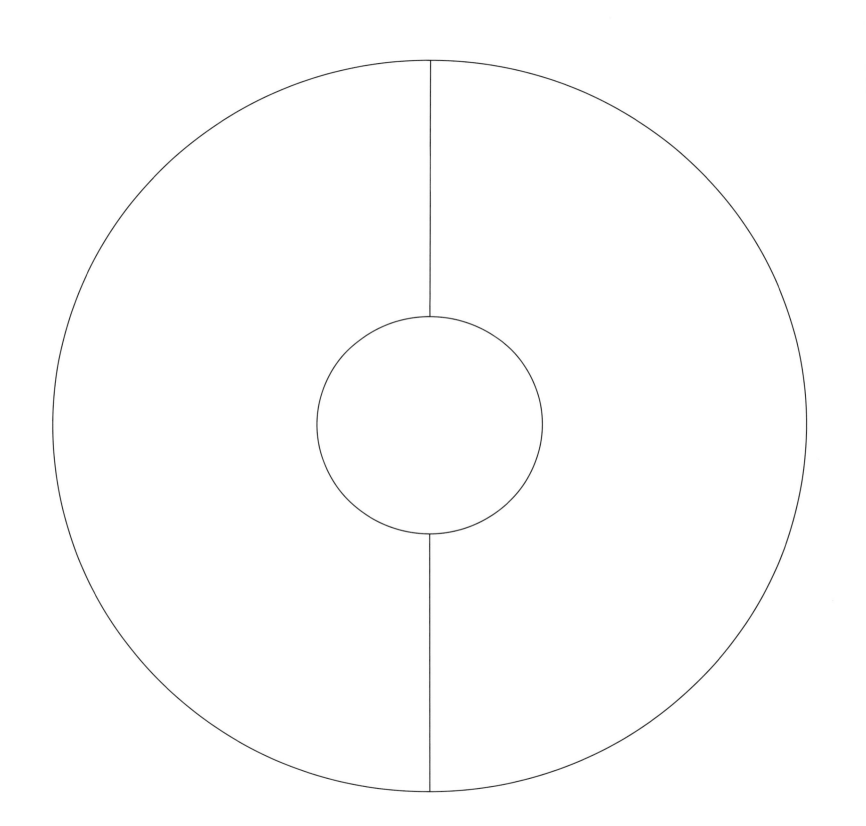

• 갈등 만다라

준비물 : 잡지, 풀, 가위, 색연필

삶은 매 순간 선택에 의해 좌우된다. 그 선택은 다른 무언가를 포기한다는 것을 의미하기도 한다. 매번 찾아드는 곤란한 기로에서 최선을 위해 선택하고 버리는 행동들을 반복한다. 버려지는 것은 덜 중요한 것일 수도 있고, 감당하기 버거운 무엇일 수도 있다. 선택에서 매 순간 편안하고 완전함을 느끼지는 못한다. 그럼에도 불구하고 당신은 지금도 무언가를 선택하고 그와 더불어 무언가를 포기하고 있다. 갈등의 양끝에 위치한 선택과 포기는 숟가락과 젓가락처럼 세트다.

당신이 청소년기에 느꼈던 갈등 중 해결되지 않았거나 미루어두었던 것들을 생각해보라. 그리고 선택한 그것의 서로 다른 두 가지 측면을 생각해서 이미지를 완성해보자. 종이를 찢어서 사용할 수도 있고, 그림으로 표현할 수도 있다. 작업을 하면서 해결책을 강요하지 말고 갈등에 대해 생각하면서 당신에게 계속적으로 다가오는 반복된 느낌에 집중하라.

• 작품 완성 후 느낌 남기기

▸ 당신의 만다라를 통해 무엇을 배우고 있는가?

• 관계 만다라

준비물 : 기본 그리기 재료(색연필, 크레파스, 붓펜, 파스텔 등)

세상에서 당신을 중심으로 엮인 사람들은 다양하고 많을 것이다. 당신은 가족과 유치원 시절부터 지금까지 여러 단체를 경험했다. 굵직한 사회단체, 종교집단, 작은 규모의 동아리, 더 작은 소그룹, 혹은 누군가와는 일대일의 관계이기도 할 것이다. 여러 관계 속에서 맡게 된 역할 또한 다양하며 그것은 개인에게 중요한 측면이 있다. 가끔은 타인에게 드러내지 않던 자신과의 관계를 갖기도 한다. 관계 만다라를 통해 지금껏 사용했던 많은 관계의 배경을 기억하여 기록하라. 자신이 갖고 있는 관계적 측면을 이해하게 될 것이다.

오른쪽 페이지 원의 안쪽에 조그만 중심원(4센티미터 정도의 지름을 가진)을 하나 더 만든다. 바깥 원을 좌/우 혹은 상/하로 공평하게 둘로 나눈다. 중심원에는 당신 자신의 이미지를 표현해보라. 큰 원의 한쪽 면에 미성년 시기의 관계들을 소환하여 표현하거나 그것에 대한 느낌을 표현할 수 있다. 다른 쪽 면에는 성년식 이후(혹 현재)의 관계들에 대한 느낌을 표현할 수 있다.

• 작품 완성 후 느낌 남기기

▶ 당신이 희망하는 관계는 무엇인가?

▶ 당신의 수많은 관계가 어떻게 느껴지는가?

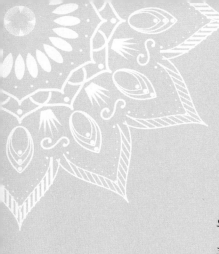

6월의 만다라 살펴보기

6월의 만다라에서는 좌우/상하 서로 대립되는 충돌을 마주하게 된다. 따라서 보색의 표현을 통해 더욱 극명한 갈등 상황을 표현하게 될 수도 있다. 예를 들어 노란색과 파랑색, 초록색과 빨간색, 주황색과 보라색 등의 대비배색이 등장하게 될 것이다. 혹은 검정의 등장으로 인해 전체적인 보색 관계를 보이기도 한다. 그것이 어떻게 보이는가? 시원한가? 거북한가? 식상한가? 당신의 반응은 다양하게 나타날 수 있다. 또 한편으로는 부드러운 자연의 색으로 표현될 수도 있다. 하늘과 땅, 하늘과 바다, 논과 밭 등과 같이 자연의 조합을 통해 무언가가 은유되었을지도 모른다. 아마도 당신이 무시하고 외면했던 자아 구조가 반영된 것일 수 있다.

6월의 만다라에서는 청소년기가 그러하듯 정체성과 타인과의 관계 이해와 조절을 통해 어른의 세계로 한 발 더 내딛게 된다. 대부분의 자녀들은 부모를 통해서 성 역할을 배우기도 하고, 다른 성에 대한 이상적 이미지를 구축하게 된다. 하여 겉모습으로 존재하는 성성性과 다른 성을 내면으로 취하게 되므로, 남성 안에는 여성성이, 여성 안에는 남성성이 존재하게 되는 것이다. 6월 당신의 '부모원형 만다라'에서는 당신이 가지고 있는 여성성과 남성성에 대한 인식을 발견할 수 있도록 도와준다. 혹은 각 성성으로서의 편견을 보여주기도 하며, 이상적인 성성에 대한 표현이 나타나기도 한다. 사람마다 다르게 표현되는 성성의 요소들은 신화나 종교에서 유래된 것들도 많지만, 부모의 역할이나 부모의 성격 및 태도를 통해 고착되기도 한다. 두 성 간의 조화가 표현되었다면 당신의 내적 인격은 제법 건강할 수도 있다.

'나의 청소년 만다라'에서는 당신에게 의미 있는 부모상과 자기상의 공통점을 찾아볼 수 있다. 혹은 당신이 미처 깨닫지 못했던 부모와 당신 사이의 비밀스러움이나 그들에 대한 경계가 당신 자신을 향해 표출되었을 수도 있다. 아버지에게 혹은 어머니에게 표현된 것과 당신에게 표현된 것 사이의 공통점이나 다른 점을 찾아보는 것도 의미 있다. 당신이 무의식적으로 가리고 있던 눈이 조금씩 새로운 것을 발견하게 되는 시점이다.

'갈등 만다라'에서는 삶이라는 질문에 대한 해답이 저마다 다르므로 일괄적으로 정해진 정답이 없음을 알게 될 것이다. 당신의 삶 중 갈등을 만나 성장하고 앞으로 나아가기 위한 전환을 얻게 될 것이다. 당신은 서로 상반된 혹은 서로 비슷하지만 무엇 하나만을 선택하기에 곤혹스러웠던 경험을 소환할 수 있다. 그리고 그 속에서 당신의 선택과 포기에 대한 조언을 얻을 수 있다.

'관계 만다라'에서는 당신을 중심으로 유년기에 가졌던 관계와 성년 이후 갖게 된 관계 간의 공통점과 수정된 점들을 확인할 수 있다. 삶의 주기마다 가졌던 관계에 대한 고민과 느낌들을 표현함으로써 타인 혹은 자신과의 관계에서 보이는 당신의 패턴을 읽을 수 있게 될지도 모른다. 혹자는 의도치 않게 스스로가 비난 삼던 사연의 끝자락에 서 있는 자신을 발견하게 될지도 모르겠다. 어찌되었건, 심연에 가라앉아 빛조차 보지 못하던 당신의 비밀스러운 사연이 아주 작게나마 자신을 드러내고 있다. 당신에게 공공연한 비밀이 될 수 있는 기회를 허락하라. 무엇인들 한눈에 예쁘기는 쉽지 않다. 자꾸 보고, 가만히 보고, 또 보아야 귀하고 예뻐진다.

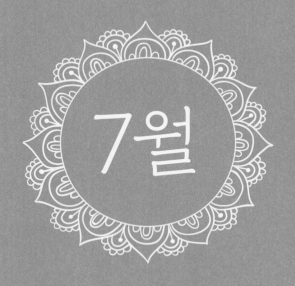

7월

환한 빛과 청명함
부드러움을 가면 삼은 여름 저녁
밝고 기민한 의식은
높게 뜬 태양만큼 강렬하다.
스스로의 능력껏 불사르라.

관용

모난 자신을 포용할 수 있는 허락 같은 핑계를 찾아라

7월에는 부모에게서 벗어나 옳고 그름을 가름하고, 스스로에게 좋은 양육자로서의 역할을 이행하는 경험을 상기시킨다. 이제 더 이상은 부모와의 대립적인 갈등으로 한 개인의 위기를 경험하지 않아도 된다. 부모 안의 작은 아이와 어엿한 성인으로서의 자신을 통합시키고, 점차 독립하여 자기 개성과 자기 가치를 드러내는 삶의 시작인 것이다.

그간의 어머니 영역에서 벗어나 좀 더 광활한 사회 안으로 유입되기 위한 준비 기간이다. 그러나 아직 미성숙한 존재로 어머니의 몸과 어머니의 정성을 거름 삼아 자라는 시기다. 이후 8월부터는 사회라는 큰 울타리에 적응하기 위한 아버지의 역할이 전면에 드리워질 것이다. 어머니의 양육과 돌봄 안에 머물며 응석 부리기에는 이미 그 몸집과 사고가 자라버린 터다. 다 자란 한 개인으로서 스스로의 삶에 주체적인 권리와 의무를 알게 되고, 혼자의 삶을 꾸려가는 시기다.

아버지의 영역으로 넘어가기 전 7월에서는 어머니와 아버지 두 개의 성성이 균형을 이루면서 두 가지 속성을 모두 띠게 된다. 부모로부터 부여받은 부드러움과 거셈, 유연성과 생산성, 비옥함과 광활함, 조건의 유무 등의 속성들을 고르게 사용할 수 있다. 또한 그동안의 타성에서 벗어나 일을 준비하는 시기다. 이 시기는 숫자 4와 관련되어 사각형, 십자가, 네잎클로버 등을 경험하게 된다. 이 시기의 과업은 인생의 동반자로서의 소울메이트soul mate를 찾고, 인생 목표를 분명히 하며, 삶의 의미와 존재로서의 사명을 탐색하는 데 집중하는 것이다.

• 안내 만다라

준비물 : 색연필, 파스텔, 붓펜 등

숫자 4는 인간의 형상, 만물의 형체를 나타내는 수이며, 생로병사로 인해 생겨난 모든 생명체의 유한함을 의미하는 수이기도 하다. 또한 방향을 제시하는 하늘의 뜻을 나타내고 있으며, 완성, 완전, 인내를 나타내는 수다. 그리고 숫자 4는 시간적이며 공간적인 질서를 의미하며, 새로운 질서를 위해 요구되는 수이기도 하다.

오른쪽 페이지 원의 안에 숫자 4가 나타나도록 원 안을 채우고 색, 모양, 이미지 등을 이용하여 만다라를 완성하라.

• 작품 완성 후 느낌 남기기

▸만다라에 나타난 숫자 4가 어떻게 느껴지는가?

▸다음의 문장을 완성해보라.

나는 ——————————————— 을/를 원한다.

나는 ——————————————— 을/를 필요로 한다.

나는 ——————————————— 을/를 알고 있다.

나는 ——————————————— 다.

• 부부 만다라

준비물 : 기본 그리기 재료(색연필, 붓펜, 파스텔 등)

결혼은 서로의 삶을 공유하기 위해 헌신하는 두 개인의 결속을 다지는 의례다. 성공적인 결혼생활을 위해서는 서로를 이해하고 존중할 것이 요구된다. 그러기 위해서는 자기 스스로를 알고 사리를 분별할 수 있는 능력이 중요하다.

당신이 본받고 싶은 부부의 이미지를 생각해보라. 실존하거나 신화 혹은 종교적인 인물일 수도 있다. 결혼으로 구성된 부부의 이미지를 만들어보자. 오른쪽 페이지 중심의 마름모 모양 안에 이상적인 부부를 이미지화한다. 마름모 모양 밖 네 개의 공간에는 신성한 결합이 될 수 있도록 느꼈던 당신의 반응을 이미지로 완성한다. 완성된 작품 속에서 부부의 특성이 내 안에서 어떻게 반영되는지 알게 될 것이다.

• 작품 완성 후 느낌 남기기

▶당신이 표현한 부부의 모습에서 본받고 싶은 부분은 무엇인가?

▶당신이 표현한 부부가 발전적인 모습으로 살아가기 위해 어떻게 서로를 지지하고 돕는가?

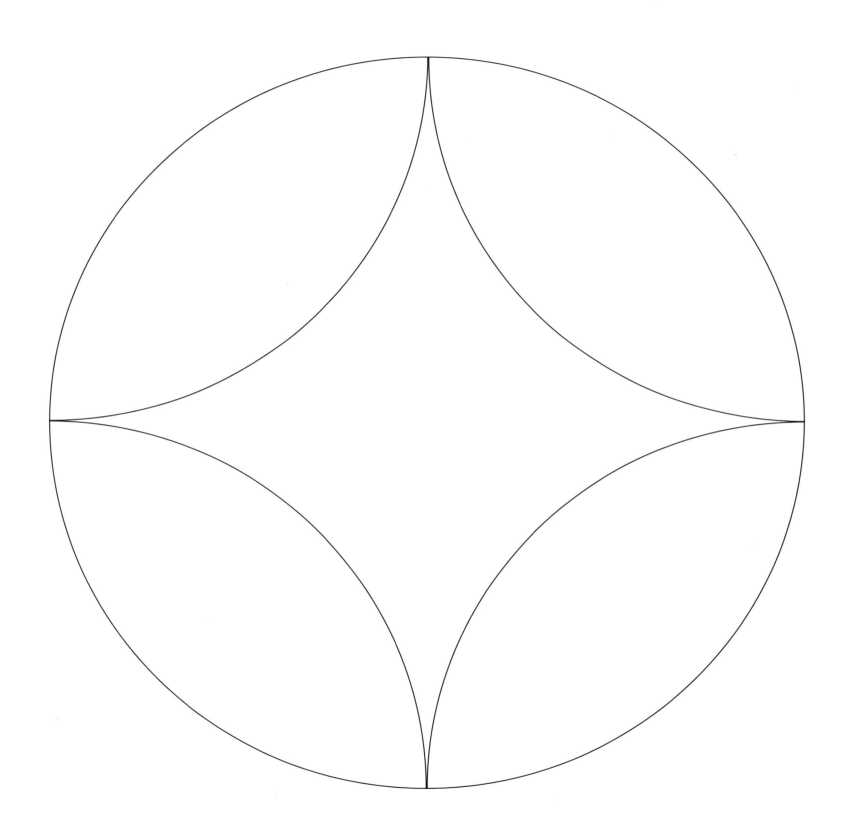

• 자기 가치 만다라

준비물 : 기본 그리기 재료(크레용, 색연필, 파스텔, 붓펜 등)

당신이 살아가기 위해 가장 중요하다고 여기는 것은 무엇인가? 사는 동안 당신이 기준 삼은 규칙이자 가치는 무엇인가? 질문에 대해 깊게 생각하라. 당신의 가치를 분명히 하고 그것을 표현함으로써, 인생의 지표가 될 수 있도록 하라.

오른쪽 페이지 원을 4등분한다. 등분은 균일하지 않을 수 있다. 그것은 당신이 생각하는 가치의 크기만큼 다를 것이다. 해당되는 영역에 당신이 생각하는 핵심이 되는 가치의 상징을 이미지화한다. 각각의 이미지를 그리고 나면 원 전체가 하나의 만다라가 되도록 완성하라.

• 작품 완성 후 느낌 남기기

▸당신이 주장하는 가치들은 당신의 삶에 어떻게 적용될 수 있는가?

• 자기상 만다라

준비물 : 기본 그리기 재료(크레용, 색연필, 파스텔, 붓펜 등)

나무는 무의식적 자기상을 상징한다. 나무가 뿌리 내린 환경에 따라 다양한 가능성이 발현되듯, 사람 또한 자란 환경의 상태나 기회에 따라 암호화된 가능성으로 가득하다. 자기상 만다라는 원 안에 나무를 그림으로써 당신의 다양한 의미를 탐색하는 기회를 제공한다.

오른쪽 페이지 원 안에 당신의 나무를 표현해보자. 나무에는 4개의 중요 요소가 있다. 흙으로부터 양분을 흡수하여 생명을 유지하는 뿌리, 바람으로부터 단단하게 지탱해주는 줄기, 당신 안에 존재하는 수많은 소인격과 같은 가지, 당신의 행동을 조율하고 관장하는 사령탑 수관. 그것들을 잘 분배하여 당신의 나무를 완성하라. 색과 형태로 원을 채우고 감상한 후 아래의 질문을 완성하라.

• 작품 완성 후 느낌 남기기

▶ 당신의 나무가 건강하게 잘 자라고 있는가?

▶ 만약 당신의 나무의 성장이 염려 수준으로 저조하다면, 올바른 성장을 위해 필요한 것은 무엇인가?

7월의 만다라 살펴보기

 7월의 만다라에서는 여전히 어머니의 영역에 머물지만, 서서히 자신만의 세계를 향해 움직이기 위한 역할들이 부여된다. 이제 잘잘못에 대한 책임이나 행동에 대한 대가로부터 보호해주던 부모의 울타리는 지극히 낮아져버렸다. 삶을 살아가기 위해서는 그간의 대립이 최선이 아님을 알게 되고, 유연성의 발현으로 새로운 규칙과 질서를 갖게 된다. 나타나는 색상으로는 빨간색, 노란색, 녹색, 분홍색, 하늘색, 살구색 등 따뜻하고 밝은 색이 표현된다. 또한 숫자 4와 관련되어 4원소, 4방위, 4계절, 십자가, 사각형, 네잎클로버 등의 상징이 자주 나타난다. 7월의 만다라에서는 부모로부터 서서히 벗어나 자신만의 삶으로 떠나는 여행길에 중요한 대상인 소울메이트를 찾고, 개인에게 맡겨진 임무를 탐색하기 위한 최선의 노력들이 다뤄진다. 뿐만 아니라, 개인으로서의 옳고 그름을 주장하기 위한 고유성을 의미하는 사각형이 표현된다. 즉 본연으로서의 주관을 가진 개체인 것이다. 이로써 주체적인 삶이 도래하였음을 깨닫게 될 것이다.

 '안내 만다라'에서는 당신의 유한함을 일깨우고, 앞으로의 삶의 방향을 구축할 수 있도록 안내될 것이다. 지금껏의 삶에 남겨진 삶을 통합하기 위한 노력과 새로운 질서가 구축될 수 있도록 기존의 습성을 벗어보자. 부모의 가치나 규칙에 대한 갈등이 없다면, 이 시기의 새로운 안내에 대한 거부감이 생길 수도 있다. 특히나 딩크족을 동경하는 요즘 세대에는 더욱 귀찮고 성가신 일일 게다. 그러나 당신 스스로의 삶을 위해 뱀이 껍질을 벗듯 부모의 품에서 벗어나 새로운 것을 탐험해볼 것이 요구된다.

 '부부 만다라'에서는 당신 삶을 공유하기 위한 새로운 누군가와의 결속을 고민해볼 차례다. 신뢰를 바탕으로 무장해제될 수 있는 의미 있는 동반자에 대한 고민이 필요하다. 이상적인 부부상을 갖는 것은 의미 있는 타인과의 관계를 존중하며 이해할 수 있게 돕는다. 뿐만 아니라 동등한 관계에 대한 성숙한 견해를 제공한다. 대부분의 경우, 부모를 통해 부부 이미지가 발견되고 완성된다. 여기에서는 현실에서 으르렁거리는 부부의 이미지가 아닌 꿈에 그리던 이상적인 부부상의 이미지를 발견하기 바란다.

'자기 가치 만다라'에서는 앞으로의 여정을 풍요롭게 하기 위한 당신의 규칙과 질서를 발견하게 될 것이다. 당신 삶의 지표로서 가장 중요하게 여기는 것을 발견하고 그것을 실천하기 위한 전략을 구사할 수 있다. 당신이 발견한 것이 부모에게 양육되던 시절 갖게 된 가치와 어떻게 다른가? 당신의 신념을 지키기 위해 선택된 가치 중 가장 중요하게 생각하는 것은 무엇인가? 그것을 지키기 위해 당신이 할 수 있는 노력에 집중하라.

'자기상 만다라'에서는 무의식적으로 갖고 있는 자기에 대한 다양한 의미를 탐색해 볼 수 있는 기회가 제공된다. 뿌리로 섭취한 양분은 넉넉하게 수관까지 옮겨지는가? 혹시 당신의 수관이 분에 넘치게 커서 이고 있기가 버겁지는 않은가? 나무의 구조는 충분히 조화로운가? 완성된 나무에게 더 보충해주고 싶은 것은 무엇이 있을까? 앞선 질문에 대한 당신의 선택을 충분히 존중하기 바란다.

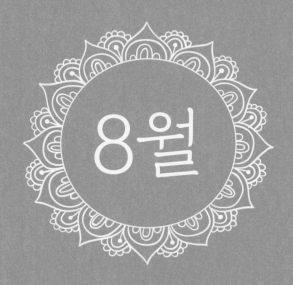

8월

강렬한 빛이 지난 자리에는
꿈틀대는 생산적인 활동으로
여전히 풍요를 위해 차오르는 달빛과
더 많은 기회를 위한 향유를 품고
성장으로 나가는 계절.
꿈꾸는 우주에서
당당함으로 기능하라.

경험하는 나

영리함으로 기지를 발휘하여 탁월함을 선택하라

8월은 뚜렷하게 설정된 목표를 향해 확고한 신념으로 많은 활동에 임하는 시기다. 논리와 이해, 소통과 화합, 성공과 자기 발현 등의 특징으로 기운이 고조되어 가장 알맞은 상태를 유지하는 것이 중요하다. 이 시기에는 총기가 넘쳐 자신감을 경험하게 될 것이다. 주변 세계와의 끈끈한 관계를 형성하고, 전략을 정비하여 행동하고, 문제에 대한 탁월한 해결력을 인정받게 되는 등 성공적인 삶과 관련된다.

8월은 숫자 5와 관련된다. 다섯 손가락, 오감각(시각, 촉각, 후각, 청각, 미각), 소우주를 나타내는 펜타그램(오각별) 등이 여기에 해당된다. 최고조의 생산성을 발휘하고 사회에서 기능하기 위해 익힌 기술을 사용한다. 자신의 자리를 굳건히 하고, 커다란 그룹의 일원이 되거나 지도자로서의 역할을 부여받게 된다. 또한 가정에서는 자녀 양육을 위한 적극적인 움직임이 일어난다. 스스로를 위한 양육자에서 나 아닌 어린 자녀의 양육을 책임지는 위치에 도래한 것이다. 이 시기의 과업은 자신에게 주어진 일의 중요성을 깨치고 삶에 몰두하는 것이다. 그간에 익힌 기능들은 당신의 숨결과도 같다. 존엄한 존재로서의 특성을 이해하고, 자신의 재능을 세상에 펼쳐볼 것이 요구된다.

• 나의 별 만다라

준비물 : 기본 그리기 재료(색연필, 붓펜, 파스텔 등)

원 안에 담겨 있는 인간의 형태를 표현한 다빈치의 그림을 기억하는가? 다빈치의 표현 이후 오각별은 머리를 곧게 세우고 두 다리와 두 팔을 뻗은 사람의 형상을 연상시킨다. 동양에서는 큰 대자(大)와 닮았다고 말한다. 이 자세는 자기 확신의 모습으로 보인다.

오른쪽 페이지에 원에 닿도록 완전히 확장되고 축소된 당신의 신체(大 모양으로)를 표현해보자. 표현된 당신의 신체를 꾸미고, 배경을 장식하기 위해 색이나 형태를 더해서 완성할 수 있다. 나의 별 만다라 경험을 확장하고 싶으면 커다란 종이를 준비하여 당신 몸(머리를 곧게 세우고, 팔다리를 벌린 채)을 뉘이고 그 모습을 본떠 만다라로 완성할 수도 있다.

• 작품 완성 후 느낌 남기기

▸당신의 만다라 옆에 같은 포즈를 취하고 누워보자. 그리고 만다라를 제작하던 과정을 되새겨보라. 만다라 제작 중에나 바닥에 등을 대고 누워 있는 동안 자신에 대해 어떤 경험을 했는가?

• 문제해결 만다라

준비물 : 기본 그리기 재료(색연필, 붓펜, 파스텔 등)

원 속의 만다라에서 당신 문제에 대해 다루는 것을 통해서 소소한 지혜가 드러난다. 만다라의 원을 통해 당신에게 중요한 것과, 그것을 취하기 위한 노력은 무엇인지를 분명히 할 수 있다. 이러한 명확성을 통해 문제를 풀어가는 데 도움을 얻을 것이다.

만다라 원 중앙에 지름 4센티미터 정도의 작은 원을 그리고 그 밖을 사등분한다. 중앙원에는 가장 탐색해보고 싶은 문제를 나타내는 이미지를 사용할 수 있다. 바깥 원 안쪽의 4개의 등분에 중앙에 표시된 문제에 대한 당신의 생각과 감정과 정보와 기대 등을 각각 이미지화한다. 이미지를 표현하는 것이 힘들다면 글씨를 써서 표현할 수도 있다.

• 작품 완성 후 느낌 남기기

▸당신이 탐색했던 문제에 대해 무엇을 깨달았는가?

▸당신이 찾은 문제에 대한 해결의 실마리가 어떻게 느껴지는가?

● 손 만다라

준비물 : 기본 그리기 재료(색연필, 사인펜, 파스텔 등), 반짝이 풀

　조용히 앉아서 눈을 감고 몸과 마음을 편안히 이완시킨다. 손이 만나는 각 신체(머리부터 발끝까지)와의 대화를 통해 손으로부터 뿜어지는 기운을 상상해보라. 신체 기관에 따라 당신의 손이 머뭇거리거나, 오랜 시간 머물기를 원할 수도 있다. 손과 각 신체 부위의 속도에 맞춰 천천히 기운을 느끼고, 이 기운으로부터 당신의 만다라가 완성되도록 맡겨보라.

　오른쪽 페이지의 원 안에 당신 손을 펼쳐 올려놓고, 모양을 본떠 그린다. 그려진 손의 모양과 그 주변에 능동적으로 뻗어 나오는 기운의 활동성을 표현하기 위해 형태와 색을 이용하여 완성한다.

● 작품 완성 후 느낌 남기기

▸ 창조적인 기운이 당신의 손을 이끌 때 경험한 것은 무엇인가?

• 치유의 꽃 만다라

준비물 : 기본 그리기 재료(색연필, 붓펜, 파스텔 등)

지금껏 살아온 당신 삶 중에 지금 긍정적으로 변화시키거나 치유를 필요로 하는 것이 무엇인지 생각해보라. 인간관계, 종교생활, 직장생활, 여가나 감정의 영역 등을 생각해볼 수 있다.

오른쪽 페이지 원에 다섯 잎의 꽃을 그린다. 각각의 꽃잎은 원의 호와 닿아 있다. 각 꽃잎은 당신이 가진 강점, 지지나 인적자원 등과 관련된 색과 형태로 자유롭게 표현하여 채울 수 있다. 꽃 만다라의 완성에 따라 당신은 한 송이의 꽃으로 거듭나게 될 것이다.

• 작품 완성 후 느낌 남기기

▸당신의 마음으로 부른 이미지에서 무엇을 경험했는가?

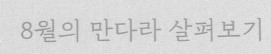

8월의 만다라 살펴보기

 8월은 개인적인 능력으로서의 일과 관계에서 최적의 기능이 발휘되는 시기다. 어머니의 영역에서 벗어나 아버지의 영역으로의 유입을 의미하며, 사회적 소통을 무기 삼아 세상에서의 기능을 유창하게 해내는 특징이 있다. 따라서 개인적인 생활에서나 사회 내에서의 생활에서 만족감을 느끼게 된다. 더불어 일상에 대한 고조된 감정과 열정을 경험하게 되며, 개인을 둘러싼 세계와의 조화가 돋보인다. 당신은 분명한 목표를 설정하고, 목표 해결을 위한 구체적인 전략을 구사할 줄 알게 된다. 전략을 통해 능동적인 행동과 적극적인 관계망을 구축하게 되고, 세계 속에서 자기를 표명한다. 8월의 만다라에서는 다른 여러 달에 비해 가장 생산적이고 당신다움을 인정받게 될 것이다. 또한 '당신'이라는 기준에서 풍기는 에너지는 균형을 찾아간다. 당신을 중심으로 번지는 후광처럼 밝고 따뜻한 색이 주를 이루며, 선명한 노랑, 밝은 파랑, 주황과 선홍 같은 색이 눈에 띈다. 또한 중심점을 가진 숫자 5와 관련된다. 보편적인 인간을 상징하고 신의 보호를 의미하는 오각별Pentagram, 개인의 적극적인 주체성을 의미하는 다섯 손가락과 중심이 있는 십자가 등이 있다.

 우리의 신체는 머리를 중심으로 두 팔과 두 개의 다리로 구성되어 있다. 레오나르도 다빈치의 작품 '비트루비안 맨'처럼 양팔을 벌리고, 두 다리를 어깨너비로 벌려 당당히 우뚝 서서 머리를 곧게 세워보라. 당신은 그 무엇보다 반짝이는 창의적인 오각별이 된다. '나의 별 만다라'를 통해 당신이 보유한 남다른 재능을 탐색해보고, 그 재능을 발휘하기 위해 당장의 고단함을 참고 노력해야 한다. 당신의 인내를 믿어보라.

 '문제해결 만다라'에서는 당신이 지닌 정보를 분석하여 그동안 묵혀두었던 문제를 해결할 실마리를 얻게 될 것이다. 어느 누구도 자신의 문제에 대해서 자유로울 수는 없다. 그렇다면 이 기회를 통해 계속 반복되거나 좀 더 나은 발전을 방해하는 문제에 대해서 탐색해보자. 이 과정을 통해 의도치 않은 수확을 얻을 수도 있을 것이며, 누군가는 알고 있던 방법에 대한 확신을 얻게 될 것이다.

　당신에게 주어진 일에 대해 적극적으로 행동할 때 혹은 사람들과의 관계에서 자기다움을 주장하거나 상호작용을 할 때 가장 많이 사용되는 것이 손이다. 당신 전체의 기운은 손을 통해 풍부한 에너지를 발산하고 그 손을 통해 위로와 도움을 주기도 한다. '손 만다라'에서 표현된 기운의 흐름이 곧 당신을 대변하는 에너지인 것이다. 당신 손으로 표현된 그 기운이 밝고 활기찰 수도 있지만, 누군가는 당장의 어려움으로 인해 거둬들이는 기운을 표현했을 수도 있다. 뻗은 기운에 대해서는 배려와 공감을, 거둬들이는 기운에 대해서는 격려라는 돌봄을 베풀어보면 어떨까?

　'치유의 꽃 만다라'에서는 당신이 가진 온전한 회복의 기운을 경험해보라. 당신이 현재의 삶에서 모든 것을 만족스러워할 수 있다면 좋겠으나 그러기는 쉽지 않다. 타인과의 관계는 흡족하나 일이 잘 안 풀리거나, 일이 잘 풀려 경제적인 어려움은 없으나 감정적으로 피폐해 있다거나, 종교에 지나치게 매달리다 보니 가족에게 소원했다거나 한 경험들을 회복할 수 있는 기회다. 그리고 당신이 적절하게 부족하고, 또 적당히 풍족함을 알게 될 것이다. 발견한 그대로의 당신을 사랑해보자.

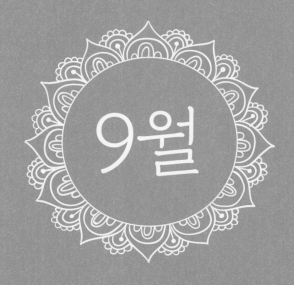

9월

처음 고대하던 소망
꽉 찬 알곡으로 보답하고,
나른한 황금빛 물결로
밤마다 달을 깎아,
얇은 은접시로 떠오르다.
주어진 보상에 감사하라.

거둬들임

여정 중의 결실을 통해 얻은 여유를 만끽하라

9월은 결실의 계절로, 당신의 가치와 생산성으로 사회에서 자리 잡은 것들에 대한 포만감을 누린다. 그것은 그동안 꿈꿔오던 계획의 완수에 따른 대가와도 같다. 그로 인해 집단으로부터 인정을 받게 되고, 당신은 흡족함을 느낄 수 있다. 이제는 앞 시기보다 덜 긴장하고, 조바심도 덜 느끼게 된다. 덜 노력하게 되지만 더 안정감을 느끼고, 사회적 지원가로서 실질적인 리더라고 할 수 있다. 이 단계 중에 당신은 지혜와 깨달음의 조화를 통해 사회적 역할 안에서 분명해지는 감정만큼 영적인 이해도 깊어진다.

이 시기는 이전 단계에서 불거졌던 문제를 통합하여 해결하는 시간이다. 이때 계획을 위한 사고와 인내가 요구되며, 이를 위해서는 컴퍼스, 자, 각도기 등의 도구를 사용하여 조심스럽게 측정한다. 만다라에 도구들을 이용하는 것이 불편하다면, 감정 기능에 더 의존하는 경향을 추구하는 사람일 수 있다. 그렇다면 그동안 미뤄두었던 사고를 보충하기 위한 기회가 될 것이다. 또 이전의 모호한 원에서 불편을 느꼈다면, 이성적인 작업을 통해 편안함으로 전환될 수도 있으며, 조화로운 것을 지향하게 된다.

● 여섯 개 꽃잎 만다라

준비물 : 기본 그리기 재료(색연필, 붓펜, 파스텔 등), 컴퍼스, 자

　지금껏 도구 없이 자유로이 때로는 모호하게 당신 손끝에서 즉흥적으로 만들어지는 작품들로 감정에 의존하는 시간들이었다. 이제는 조금 달리 경험을 넓힐 시간이다. 컴퍼스를 사용하여 오른쪽 페이지에 지름이 20센티미터인 원을 그린다. 컴퍼스를 원의 반지름인 10센티미터로 벌려 그린 원둘레 한 지점에 놓고 원 안으로 호를 그린다. 이 호는 원둘레의 두 점과 만나게 된다. 그중 한 점에 컴퍼스의 끝을 대고 호를 더 그린다. 시계방향으로 돌아가며 여러 번 반복하면 꽃잎 6개가 나타날 것이다. 각 꽃잎과 원 안을 색, 선, 형태 등으로 채운다.

● 작품 완성 후 느낌 남기기

▸당신 만다라에 사용한 색에서 무엇이 연상되는가?

▸컴퍼스를 사용하여 만다라를 완성하는 것에서 무엇을 경험하는가?

• 추수 만다라

준비물 : 기본 그리기 재료(색연필, 붓펜, 파스텔 등)

지금까지 연결된 당신의 삶 중에서 노력을 통해 성취한 특별한 순간들의 기억을 회상해보라. 친구들 관계에서 인정을 받았거나, 졸업식에서 느꼈던 뿌듯함, 성공적인 취업, 혹은 사회에서 업무능력의 인정, 부모나 자녀에 대한 사랑 가득한 돌봄 등 천천히 되짚어보자. 당신만이 알 수 있는 중요한 순간이다.

중심원에는 당신을 상징하는 이미지를 표현하라. 그리고 당신이 자랑스럽게 이뤄낸 것들을 무작위로 여섯 개 이상 선택한다. 오른쪽 중심원 밖 각각의 꽃잎에 성취에 대한 깨달음이나 만족감을 표현해보자. 패턴이 있는 문양을 사용하거나, 선, 색, 형태를 이용하여 완성할 수 있다.

• 작품 완성 후 느낌 남기기

▸ 당신이 이룬 특별한 성취를 통해 깨달은 것은 무엇인가?

▸ 당신의 더 나은 발전을 위해 무엇을 기대하게 되었는가?

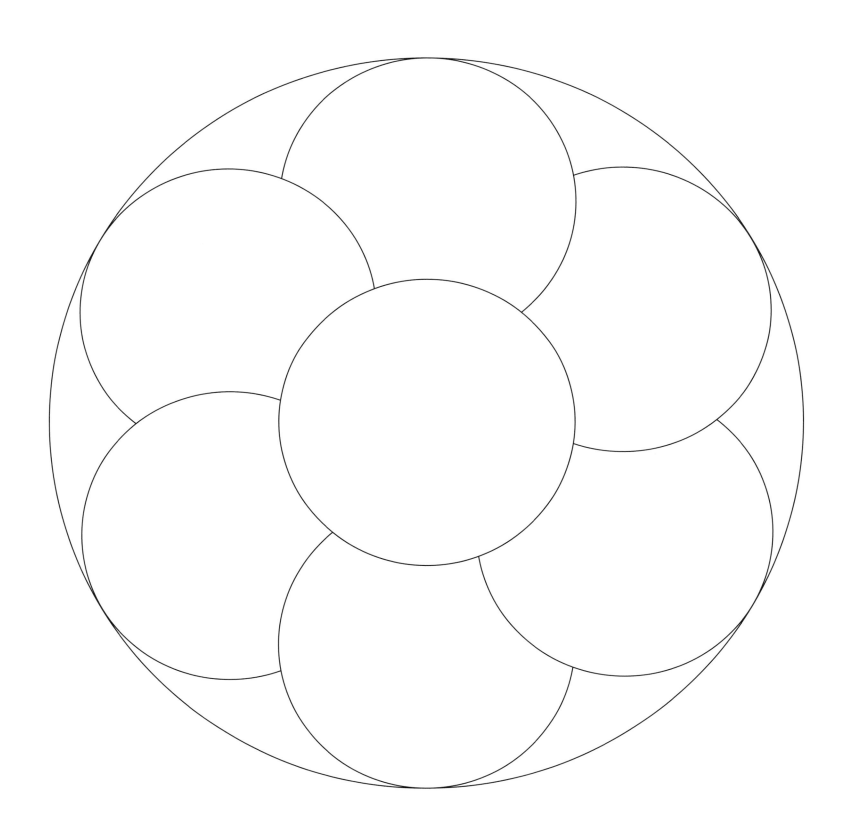

● 공존 만다라

준비물 : 기본 그리기 재료(색연필, 붓펜, 파스텔 등), 컴퍼스, 자

두 원이 교차할 때 중심에 공동 경계가 만들어진다. 길고 뾰족한 타원의 모양으로 서로 다른 두 개의 영역을 품은 작은 공간이 함께 존재하는 것을 나타낸다. 당신의 삶에서 이 중심 안에 가져오고 싶은 것을 생각해보라. 중심으로 가져올 것을 선택하거나 포기하려는 당신의 고민을 표현할 수도 있다.

오른쪽 페이지 큰 원에는 당신을 상징하는 이미지를 표현할 수 있다. 큰 원 안의 작은 원 각각에 고심하고 있는 선택해야 할 상반된 두 개의 이미지를 표현한다. 교차된 중심인 공동구역에는 즉각적으로 느끼는 색과 선, 형태를 이용하여 표현해보라.

● 작품 완성 후 느낌 남기기

▸당신의 공동구역은 공존하는 두 개의 서로 다른 선택에 관하여 무엇을 들려주는가?

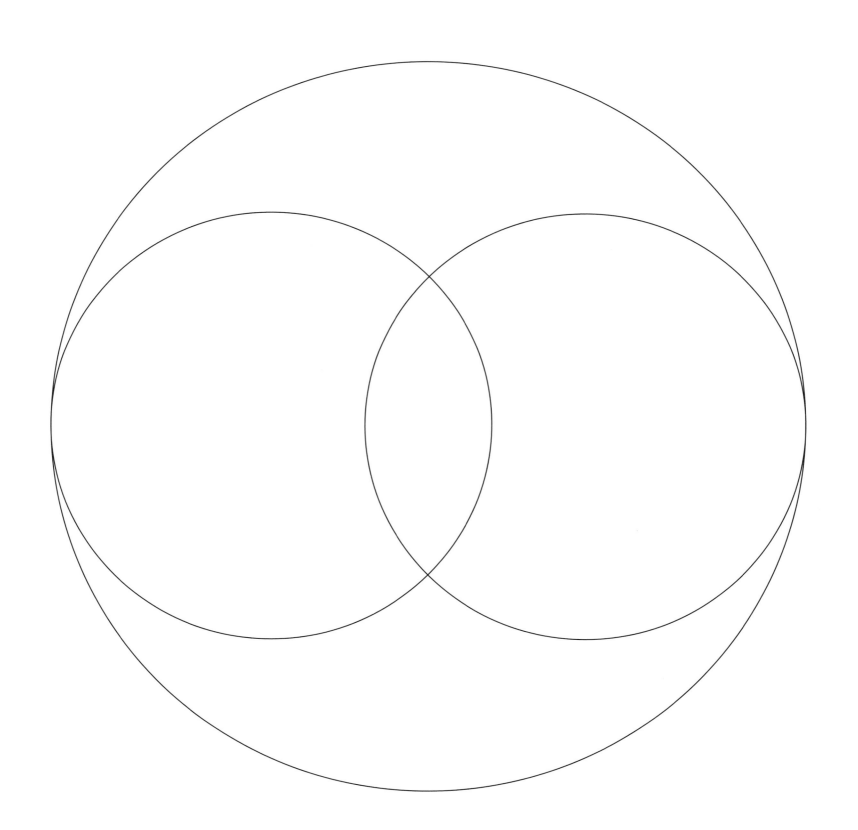

• 균형 만다라

준비물 : 기본 그리기 재료(색연필, 붓펜, 파스텔 등), 컴퍼스, 각도기, 자

위를 향하는 삼각형과 아래를 향하는 삼각형의 완벽한 균형은 대극적인 것의 공존을 의미한다. 당신 삶에서 위와 아래를 향하는 삼각형이 공존하는 것으로 상징되는 것들을 탐색해봄으로써 내면의 조화로운 균형을 도울 수 있다.

당신의 삶에서 향상되고 있는 것과 내리막길에 놓인 것을 생각해보라. 그것들은 각각 한 가지 이상일 수도 있다. 오른쪽 페이지 문양에 맞게 색과 선, 형태를 사용하여 만다라를 완성하라.

• 작품 완성 후 느낌 남기기

▸ 당신 삶에서 향상되고 있는 것과 내리막길로 치닫는 것의 공존이 어떻게 느껴지는가?

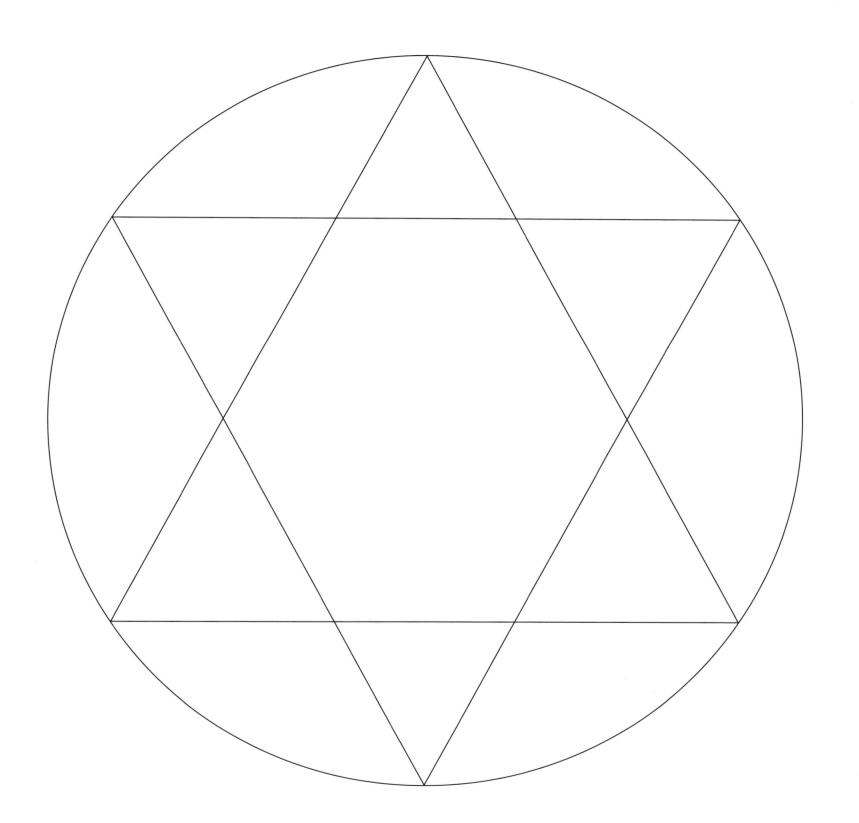

9월의 만다라 살펴보기

    9월 당신은 융이 말하는 자기실현이 본격적으로 시작되는 개인 삶의 절정기이다. 그런 만큼 열정적이던 에너지는 잠시 주춤하지만 그것은 그간의 노고에 대한 보상을 주기 위한 시도이기도 하다. 목표를 세우면 달성하기 위해 열정을 다할 것이고, 그 뒤에는 늘 그렇듯 9월이 도래할 것이다. 그렇게 사는 동안 여러 번 과제를 완수하고 감정에 몰두하며 생각의 깊이도 확장된다. 반복되는 사고는 개인적인 통찰을 가능하게 하며, 지혜로 성장한다. 이 시기 달성해야 할 과업은 이뤄낸 성공을 충분히 자축하며 즐기는 것이다. 9월은 계절을 옮겨가는 전환기다. 8월에 머금은 볕으로 9월의 곡식이 익었다면, 9월은 이른 가을을 연상하기에 충분하다. 따라서 농익은 곡식을 연상시키는 금색이나 자연을 닮은 갈색과 초록, 주황과 보라색이 자주 나타난다. 개인적 성취를 담은 9월의 만다라가 충분히 멋스럽고 균형 잡힌 모습이려면, 그간의 노력과는 다른 계획이 요구된다. 따라서 당신을 안내할 도구에 의존하는 새로운 경험이 필요하다.

    지금껏 당신 손끝에서 완성된 작품들은 마음이 담고 있는 감정에 의존하는 것이었다. '여섯 개 꽃잎 만다라'를 통해 감정에서 생각으로 넘나드는 경험의 길을 확장시킬 수 있다. 그동안의 작업이 불편했던 누군가는 9월의 만다라에서 명확함을 경험할 수 있을 것이다. 혹자는 그동안의 작업에 대한 그리움에 잠길 수도 있다. 만약 그동안의 작업과 달리 9월의 도구 사용이 불편하다면, 그런 당신을 있는 그대로 경험해보라. 그리고 그 불편함에 당신은 어떻게 반응하는지 한 발 물러서서 지켜보라.

    '추수 만다라'는 그간의 노고에 따른 성취를 회상하고 즐기는 공간이다. 많은 순간 당신은 실패한 것에 연연하며, 스스로를 들볶고 있었을지도 모른다. 그러나 우리는 정작 성취로 경험되었던 적지 않은 순간들을 알고 있다. 그것들을 찾아 당신의 경힘들을 풍요롭게 즐길 수 있도록 허락해보자. 이 작업을 통해 당신 마음속 저금통장은 한 푼씩 쌓여갈 것이다.

현재를 성취하기 위해 당신은 양손에 서로 다른 두 가지를 들고 무게를 재고 질감을 비교하며 선택과 포기라는 상반된 결정을 내려야 했다. 당시에는 보이지 않는 결정에 밀려 선택했거나 운의 도움을 받았을 수도 있다. 어쨌건 당신 결정의 실패를 경계하고 성공을 반복하려면 잠시 멈춰서 망설여지던 고민을 점검해볼 수 있어야 한다. '공존 만다라'를 통해 당신은 너무 작아서 무시했거나, 미처 발견하지 못했던 당신의 새로운 자원을 발견할 수도 있을 것이다.

'균형 만다라'에서는 남성성과 여성성을 바탕으로 발전한 조화로움을 발견하게 될 것이다. 혹은 영적인 성찰과 신체의 노화라는 양극의 균형을 경험하게 될지도 모르겠다. 얻는 것이 있으면 잃는 것도 있는 법, 그것을 통해 삶의 지혜가 쌓이고 오늘이 어제보다 내일을 향하고 있는 것은 아닐까? 당신의 삶에서 향상되고 있는 것이 현재의 시간을 풍요롭게 만들고 있는가? 혹은 하향선을 타고 있는 경험이 당신을 과거로부터 자유롭게 만드는 데 도움을 주고 있는가? 그 두 가지가 당신의 삶에서 조화롭게 어우러지려면 필요한 것은 무엇인가? 완성된 만다라가 충분히 조화로운가? 만약 부조화를 경험했다면, 조화롭기 위해 기운 쪽으로 당신이 할 수 있는 힘을 실어보라.

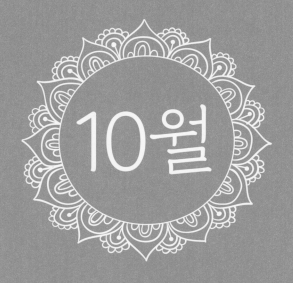

10월

서녘으로 낮게 걸린 태양
그 아래로 모여든 땀의 결실들
추수하여 성취된 노고
감기 같은 중년의 위기로
시든 달빛은 반쪽뿐이다.
놓아줄 때이다.

마지막 문

집착과 미련을 끊어버리라, 그래야 다 놓아줄 수 있다

10월, 점차 태양은 기울고 언덕 너머 엄습해오는 달의 기운(음陰)으로 채워진다. 이는 자연의 모든 것들이 몸에서 영으로 전환을 꿈꾸는 것과 같다. 식물은 다음 시작을 위해 꽃을 떨구고 열매를 움츠려 씨앗을 생산한다. 사람의 삶의 주기도 화려함을 지나 보이지 않는 도약을 꿈꾸며 축적했던 모든 것을 원래의 곳으로 돌려줄 것이 요구된다. 이쯤에 가족이나 지인의 상실로 인한 훼방이 지금껏 걸어오던 인생길을 망가뜨려 의도치 않게 다른 길을 걸어야 할지도 모른다. 그러나 손실만큼 얻는 것이 자연의 이치다. 단단히 쌓아왔다고 생각한 것이 한순간 무너질 즈음 '시작이 있는 모든 것에는 끝이 있음'에 대한 깨달음을 가져다줄 것이다.

당신은 깊은 절망과 무기력에 빠져 있거나 버거움에 지쳐 스스로에게 실망을 느낄 때 이 단계와 만나게 될 것이다. 이때는 삶에 대한 기대와 의미나 정체성 등의 것들에 회의와 혼란이 경험될 수 있다. 당신에게 시작된 이 모험에서는 반드시 무언가를 내어주어야 들이닥칠 후퇴를 수용할 수 있게 될 것이다. 지금껏 축적한 부를 내어주고 가난해져야 비로소 바늘귀 안을 통과할 수 있는 것처럼. 이 시기에는 당신 의지나 의도와 관계없이 막강하고 가혹한 힘에 의해 떠밀리듯 움직이는 자신을 느끼게 된다. 위협적이며, 모욕적이고, 마지막 선택을 소망하며 생각하게 될 것이다. 따라서 이 시간에는 가족이나 친구, 혹은 신의 지원이 필요하다. 신에 대한 불신이나 반감으로 지금껏 살아온 당신이라면, 당신 안의 신성이라도 불러볼 것을 제안한다.

• 인정하기 만다라

준비물 : 기본 그리기 재료(색연필, 크레용, 파스텔 등)

사는 동안 당신은 모든 것을 틀어쥐고 있을 수는 없다. 때로는 쥐고 있는 것을 놓아주는 것이 홀가분할 때도 있고, 혹은 아쉽거나 아까울 때도 있다. 떠나간 것을 당신만의 미련으로 붙잡고 있을 수도 없는 노릇이다. 가는 것이 있으면 오는 것도 있다. 가는 것에 대한 서운함을 받아들이며 보내줄 때다. 당신 삶 동안 인정하고 놓아준 것은 무엇인가? 놓아주는 것에 대한 불안, 두려움 등에 대한 감정들을 안전하게 담을 수 있는 만다라를 만나보라.

오른쪽 페이지에 원 안에 X를 그린다. 당신 삶에서 놓아줄 것이 요구되는 누군가 혹은 무엇인가에 대한 감정적인 반응을 즉흥적으로 표현해보라.

• 작품 완성 후 느낌 남기기

▸ 당신의 만다라를 통해 무엇을 놓아주고 있는가?

▸ 당신의 머릿속에 주마등처럼 지나가고 있는 것들이 어떻게 인식되는가?

만다라
38

• 두려움 잡기 만다라

준비물 : 기본 그리기 재료(색연필, 붓펜, 파스텔 등)

　삶에서 변화란 어떠한 것도 알 수 없는 예측 불가한 영역으로의 움직임이다. 때때로 변화는 통제에 대한 불안, 안전에 대한 공포 등을 유발한다. 그러나 변화가 늘 부정적인 감정만을 유발하는 것은 아니다. 그럼에도 불구하고 부정적인 것의 가능성은 긍정적인 가능성보다 더 많은 몰입을 동반한다.

　안전하지 않은 어둠 속에 혼자 머물게 될 때 부딪치게 될 위험에 대해 생각해 볼 수 있다. 안으로부터 혹은 밖으로부터 스멀거리는 위협을 나타내는 이미지를 오른쪽 페이지의 원 안에 표현한다. 표현된 이미지가 불안하여 원을 강화하고 싶다면 진하게 테두리를 두르거나, 원 안에 표현된 두려움의 이미지 위에 X를 더할 수도 있다. 완성된 당신의 만다라에서 본 것을 토대로 긍정적인 문장을 만들어보자.

• 작품 완성 후 느낌 남기기

▸ 만다라에 당신의 불안들이 어떻게 통제되고 있는가?

▸ 좀 더 안전한 통제를 위하여 필요한 것은 무엇인가?

• 신체와의 이별 만다라

준비물 : 기본 그리기 재료(색연필, 붓펜, 파스텔 등)

시간의 흐름에 따라 당신의 몸은 예전과 많이 달라지는 것을 느낀다. 과거에 어른들이 들려주던 몸에 대한 푸념이 당신의 것이 되어가고 있는 것이다. 눈은 점점 침침하여 작은 글씨들을 잃게 되고, 귀에서는 정상적이지 않은 잡음이 다른 소리를 차단시킨다. 밝고 탱탱하던 피부는 여러 선들이 교차하여 주름을 만들고 칙칙하게 변색된다. 이런 변화에 따라 당신은 부정적인 감정에 휘말려 지금을 헛되이 허비할 수 있다. 당신의 감정을 존중하고 떠나는 당신의 신체 일부에 안녕을 고할 수 있는 공간을 가져보자.

오른쪽 페이지 원 안에 아래로 향하는 삼각형을 그린다. 지금 당신이 잃고 있는 신체의 기능에 대하여 생각해보고 그 신체의 일부를 나타내는 이미지를 삼각형 안에 표현한 후, 원 전체가 하나의 만다라가 되도록 완성한다. 색과 상징을 이용해 표현한 이미지 안에 이별에 대한 당신의 각오나 감상이 표현되게 하라.

• 작품 완성 후 느낌 남기기

▸ 만다라를 통해 당신의 신체 일부에 대해 안녕을 고하는 것과 감정을 존중하는 것이 어떻게 경험되는가?

• 통제 만다라

준비물 : 기본 그리기 재료(색연필, 크레용, 파스텔 등), 색지, 꾸미기 재료

변화에 직면한 당신의 두려움을 밖으로 드러내라. 실상 당신 안에 머물던 두려움이 밖으로 표현되고 나면 한결 편안하게 느껴질 때가 있다. 그것은 막연함으로부터 실체를 인식하도록 도우며, 통제 가능성에 대한 암시이기도 하다.

앞으로 남은 삶을 살아가는 데 제기될 수 있는 변화에 대해서 생각해본다. 그 변화 중에 발생할 수 있는 최악의 상황은 무엇인가? 만다라의 원 안에 당신이 생각한 부정적인 상황을 그린다. 색지로 문이나 뚜껑 이미지를 만들고, 원 안에 그려진 부정적인 내용이 가려지도록 덮는다. 당신에게 안전감을 줄 수 있도록 문이나 뚜껑을 튼튼하고 무겁게 보강하라.

• 작품 완성 후 느낌 남기기

▸ 당신의 문이 안전하게 느껴지는가? 완성된 만다라를 통해 느껴지는 최악의 상황에 대한 통제 가능성은 어떻게 경험되는가?

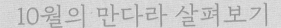

10월은 그동안 활기찼던 에너지가 잦아들면서 안으로 채워두었던 것들을 하나둘 씩 비우는 시기다. 태양이 기울어 달의 기운으로 전환되며, 어두운 음의 기운을 경험 하게 될 것이다. 10월부터 12월까지 삶의 주기를 완성하기 위한 비움의 시간이다. 새 로운 1월을 위하여 묵은 기억들을 배웅해야 한다. 당신이 바라던 일들이 뜻대로 되 지 않아 낙심하거나 우울해질 때, 무언가를 뛰어넘어 더 많은 것을 성취하고자 하 는 마음이 좌절될 때, 몸이 병들어 마음대로 움직여주지 않을 때 등 스스로가 통제 할 수 없는 상황에서 종종 10월을 만나게 된다. 10월은 가을의 중턱으로 자연의 어두 운 색상을 띤다. 그래서 빛바랜 금색이나 파스텔 계열, 어두운 초록과 갈색, 탁한 파란 색 등이 주로 나타난다. 10월, 놓아줄 것에 대한 불안이나 두려움이 커서 버겁다면, 테 두리나 X표시를 강조하여 최소한의 안전을 보장받을 수 있다. 당신 삶의 10월, 예기 치 못한 돌발상황에 그동안 사용했던 에너지를 놓아줄 시간이다.

'인정하기 만다라'에서는 당신이 놓아주어야 할 것들에 대한 수용을 안전하게 경험 하게 된다. 그동안 공들여 축적해둔 것들도 당시뿐, 지금의 당신 삶에서 아등바등 쌓 아 짊어지려는 것은 인간의 욕심이며 집착이다. 도리어 당신 속에 채워진 것이 지금 의 삶을 방해할 수도 있다. 그것을 들여다보고 인정할 수 있게 될 때, 이런저런 핑계 로 집착하며 묶어둔 욕심들을 비워낼 수 있게 되길 바란다.

'두려움 잡기 만다라'에서는 예측할 수 없는 삶의 변화에 대한 불안과 공포를 다루 게 된다. 대부분의 사람들은 익숙한 것에서 벗어나거나 스스로가 제어할 수 없는 상 황들에 대한 불안을 느낀다. 그래서 최대한의 변화에 대한 숙고에서 대비책이라는 지 혜를 얻기도 한다. 불안을 핑계로 모호함 속에 감추고 있으면 당신도 모르는 사이에 두려움이 산을 이룰 수 있다. 사람마다 두려움의 대상은 다양하다. 두려움의 대상을 알게 되면 그것을 극복하는 것은 덜 어려운 일이다. 그리고 두려움을 표현한다는 것은 그것을 대체로 대면할 만하다는 것을 의미한다.

'신체와의 이별 만다라'는 나날이 잃어가는 신체의 부분들에 대한 상실을 다룰 수 있는 공간이다. 20대 이후 노화의 시작으로 매일같이 조금씩 신체의 부분들을 잃어간다. 그러다 중년에 이르러 그 상실을 현격하게 느끼게 되는 시점에 다다른다. 서서히 늙어 자연으로 귀의하려는 당신의 몸에 대한 애도의 공간이 필요하다. 그동안의 삶을 다채롭게 공유하던 신체 기능 중 지금의 당신에게 가장 크게 상실로 다가오는 것을 생각해보고, 편안하게 놓아줄 수 있는 기회가 마련되었길 바란다.

'통제 만다라'는 놓아주기 과정에서 불안을 느낄 수 있는 당신에게 안전감을 줄 수 있도록 최소한의 장치를 보강하는 공간이다. 앞으로 남은 삶 동안에 나타날 수 있는 최악의 순간들을 표현할 수 있다는 것은, 당신이 그 부정적인 상황을 통제할 수 있음을 의미한다. 그럼에도 그 부정적인 상황이 당신의 삶을 위협한다면 두꺼운 종이를 이용하여 튼튼한 문을 제작할 수 있다. 당신의 문에 자물쇠가 달렸을 수도 있고, 또 누군가의 문에는 손잡이만 있을 수도 있다. 언제든지 마음이 허락하면 열고 닫을 수 있도록 제작된 문을 통해 당신을 옥죄던 스트레스에서 자유로울 수 있게 되길 바란다.

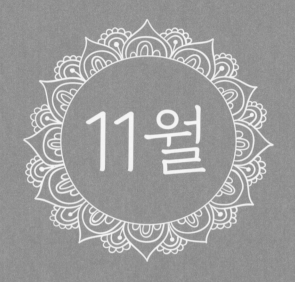

11월

허허벌판
덩그러니 남겨진 그루터기
이미 지평선 너머로 기울어진 태양
가늘고 작은 초승달
북쪽 차가운 바람의 엄습
반기지도 초대한 적도 없는 불청객
무너짐으로 정화되다.

붕괴

조각조각 쪼개어져 흔적조차 사라지더라도, 무너질 것을 두려워 마라

칠흑 같은 어둠 속 삶의 의미를 상실하고 혼돈으로 질서를 잃어가듯 두려움에 고조된 기운으로 바뀌는 순간이다. 따뜻하고 화려하던 계절은 지나가고, 느닷없는 추위에 식물들은 자취를 감췄다. 동물들은 쉴 곳을 찾아 동면을 하거나 기운을 아끼기 위해 정체된 듯 보이는 휴식을 취한다. 주변엔 어스름한 저녁 어둠이 내리고 달은 소멸을 앓고 있다. 순식간에 변화된 환경에 당혹과 혼란으로 움츠러들거나 방향을 잃고 헤매기도 할 것이다. 이 시기의 과제는 진정한 중심으로서의 당신 안의 소우주를 깨닫는 것이다. 그동안의 삶이 삐걱거리며 붕괴됨을 경험할 수도 있다. 그 자체를 부인하지 말고 그냥 맡겨보라. 앞서 느꼈던 만족감이나 드러내기 위해 꾸며졌던 거짓들이 사라짐을 경험하게 된다. 이를 계기로 진정한 받아들임을 통해 측은지심과 깨달음을 얻고 혜안을 갖게 될 것이다. 이 모든 것이 낡고 쇠퇴하여 스러진 것들을 다시 되돌려놓는 자연의 이치다.

자신의 가치와 신념에 당당하던 당신은 이러한 상황을 거부하고 저항하려 할 것이다. 그것은 이 단계에 느끼게 될 어찌해볼 수 없음에 대한 무기력감-절망감-좌절, 대항할 수 없을 만큼의 사나움, 선입견으로 인한 의심이나 비난 등에 대한 망연자실 때문이다. 그런 중에 평소답지 않게 미간을 찌푸리는 행동도 할 수 있는 자신을 발견하고, 자기 기준의 믿음이 무너지면서 일상의 의욕도 바닥난다. 삶에 들이닥친 혼돈은 힘에 부치고, 생기 있던 리듬도 깨지면서 타인을 향한 인간성이 발달하여 봉사 활동에 나설 수도 있다. 괜찮게 느껴지던 삶의 파괴로 인해 과장되고 부풀렸던 것에서 벗어나 차분한 순수 본연의 모습으로 회귀할 것이 요구된다.

• 색상 만다라

준비물 : 다양한 색상과 패턴 그리고 질감을 가진 종이(색종이, 색한지, 띠지 등), 풀, 반짝이 풀, 기본 그리기 재료(오일파스텔, 색연필, 크레용, 물감 등)

못마땅한 자식의 행동이 당신의 판박이이듯 그림자는 거울에 비친 당신의 또 다른 모습과 같다. 그림자 안에 숨어 있던 가능성을 현실화하기 위해 삶 전반의 모험이 시작되었다.

오른쪽 페이지에 검정색으로 전체를 칠한다.[3] 그런 후 다양한 종이 중에 가장 싫어하는 색상을 선택한다. 그 색상에게 말을 걸고 당신이 그 색상인 듯 대화를 시도해 볼 수 있다. 색과의 대화는 색에 대한 다른 관점을 만들어줄 것이다. 가장 싫어하는 색(사방 20센티미터)과의 대화가 끝났다면 그 색의 종이를 잘게 찢는다. 잘게 찢은 종이를 모두 사용하여 원 안에 올려놓는다. 겹쳐져도 괜찮다. 그것들을 모두 이용해서 당신의 원을 채운 후, 당신이 편안하게 반응할 수 있도록 좋아하는 색을 사용하여 완성하라.

• 작품 완성 후 느낌 남기기

▸ 당신의 색이 어떻게 느껴지는가?

▸ 좋아하는 색으로 보강한 후 가장 싫게 느꼈던 색에 대한 어떤 감정 변화를 느끼는가?

3. 사용하는 검정색은 기름기가 적은 것이어야 다음 작업에서 종이를 붙일 수 있을 것이다. 바탕지로 검은 색지를 사용하고 싶다면, 작품이 완성된 후 원하는 부위를 오려서 옆 쪽에 붙여 흔적을 남길 수 있다.

• 기억 만다라

준비물 : 기본 그리기 재료(색연필, 크레용, 파스텔 등)

누구나 살아오는 동안 절망과 배신으로 허물어져본 경험을 가지고 있다. 그 경험을 통해 기회를 잃거나, 잊히거나, 분개했을 수도 있을 것이다. 그러나 그 무너짐 속에서 당신이 얻은 지혜를 기억하라.

당신의 삶에서 무언가가 무너졌던 기억을 회상하라. 여러 가지 기억 중 한 가지를 선택하여 당시에 당신이 지니거나 놓았던 기운에 관하여 생각해본다. 그리고 원 안에 색과 선이나 형태로 무너짐의 기운을 이미지화하라. 그런 다음 밑바닥에서 얻은 자원이나 좋은 것들을 떠올려 원 안에 추가로 표현한다.

• 작품 완성 후 느낌 남기기

▸붕괴와 관련된 기억을 극복하기 위한 대안으로 무엇을 떠올리는가?

▸나쁜 기억으로부터 일상을 되찾기 위한 노력으로 어떠한 활동들을 추천하고 싶은가?

• 그림자 만다라

준비물 : 검정 물감, 기본 그리기 재료(색연필, 붓펜, 크레용, 파스텔 등),
큰 붓, 잡지, 풀, 가위

부모에게 있어 자식은 제2의 기회로 여겨질 때가 있다. 그럴 때 부모들은 자식에게 자신들이 원치 않는 행동들을 억제시킨다. 그렇게 부모로부터 억제되었던 특성들은 무의식 영역에 그림자가 되어 쌓인다. 성장한 당신은 이제 그것들에 도전할 수 있다. 이때 당신은 위협을 느끼거나 무너짐의 경험을 통해 '나'라는 온전함으로 접근하게 되는 것이다.

오른쪽 페이지 전면에 검정 물감을 물 없이 칠한다. 물감이 마른 후 다른 그리기 재료를 이용하여 원을 그린다. 잡지에서 괜히 싫은 사람들의 사진을 찾는다. 원 안에 고른 사람들의 사진을 올려놓고 고정시킨다. 원 안의 내용들이 당신의 기분을 상하게 하는 '그림자 만다라'를 위한 든든한 경계가 되도록 무언가를 추가할 수도 있다.

• 작품 완성 후 느낌 남기기

▸당신이 찾은 사람들의 모습에서 당황스럽거나 싫어할 만한 요소들은 무엇인가?

▸물감 사용으로 종이가 울 수 있다. 물의 사용을 자제하라.

※ 물감의 사용으로 종이가 울 수 있으나, 이 단계에서는 그마저 우연한 효과로 작용할 수 있다.

• 스크래치 만다라

준비물 : 크레파스(오일파스텔), 나무젓가락

무너짐에서 느끼는 좌절이나 공포, 불안 등의 감정은 강렬하게 작용한다. 무너짐을 경험할 때마다 더욱 힘이 세지는 불안 정서를 느낄 것이다. 강렬한 감정에 휩싸일 때 그 감정을 안전하게 담고 표현하는 데 도움이 되는 만다라를 제안한다.

당신이 선호하는 다양한 색으로 원을 가득 메운다. 원을 메운 색은 촘촘히 칠해져야 한다. 원 안의 알록달록 색 위에 검정색으로 덮어 온전한 어둠으로 변화시킨다. 긁다가 종이가 찢어질 수 있으니, 뒷면에 단단한 받침을 댄다. 이제 나무젓가락으로 긁어 검정색 아래의 색이 보이도록 긁어내본다. 형태를 의도할 수도 있고 마구잡이로 긁어 선을 만들 수도 있다. 당신의 만다라를 판단하거나 해석하지 말라.

• 작품 완성 후 느낌 남기기

▸ 만다라 제작과정 속에서 무엇을 어떻게 느꼈는가?

▸ 긁다가 종이가 찢겼더라도 당신의 표현에 마음 상하지 말길 바란다.

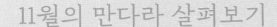

11월의 만다라 살펴보기

11월의 만다라에서는 무의식의 어둠을 경험하게 될 것이다. 당신을 지배하던 자아의 중심은 소리소문 없던 우주의 중심에 의해 정체 없이 붕괴된다. 무너짐 앞에서 마음을 열어 상처를 마주하고 겸손을 알게 될 것이다. 그러기까지 폭주하는 강렬한 감정(버려짐이나 화 혹은 슬픔 등)의 상태에 놓여 혼란을 경험할 것이다. 그러나 2월 만다라에서 당신의 잠재력을 방해하던 제한으로부터 벗어나도록 돕는 시기다. 11월을 경험한 후에 다시 2월로 돌아가면 그때에는 조금 더 풍요로운 가능성을 발견하는 경우도 있다. 11월의 만다라는 혼돈 그 자체다. 그동안 당신을 지탱하던 규칙과 질서에서 벗어난 상태이기에 중심도 없고 조화도 잃는다. 따라서 색상도 질서를 잃고 산만하게 나타나며, 간혹 겹쳐 칠해지기도 한다. 그래서인지 완성된 작품을 보기에 흡족한 마음보다는 불편감이 앞선다.

'색상 만다라'는 그동안 숨겨오던 그림자 영역으로부터 무언가를 배우는 공간이다. 당신이 외면하거나 등한시하던 것으로부터 잊고 있던 혹은 미처 개발하지 못했던 특성들을 마주하게 된다. 그것이 처음부터 유쾌하지는 않을 터. 그러나 점차 낯선 그 특성에 이끌리게 될 것이다. 외면하던 당신의 특성을 마주하게 되면 그것에 대한 다른 관점이 생긴다.

'기억 만다라'에서는 과거 붕괴 경험을 통해 무너짐이 재앙이 아니라, 새로운 지혜를 깨닫도록 돕는 자연스러운 과정임을 알게 된다. 파괴의 위력은 새로운 생명의 원천이 된다. 물론 붕괴되는 순간 그 누구도 기껍지는 못했을 것이다. 그럼에도 불구하고, 그 붕괴로 인해 당신에게 이득이 되거나 긍정적인 무언가가 싹트기도 한다. 그것에 집중할 수 있는 공간이다. 한 조각씩 긍정적인 것들을 회상하여 모아보라. 생각지 못했던 긍정 기운을 경험할 것이다.

'그림자 만다라'는 당신의 삶 중에 양육자로 인해 묵혀두었던 특성들을 꺼내어보는 공간이다. 부모로부터 억제되었던 특성들은 과거의 당신 삶을 부모에 맞춰 순응하며 살아낼 수 있게 도움을 주었을 것이다. 그러나 지금의 삶에서 그것들은 끊임없이 현실에 도전하며 위협을 가해온다. 좋거나 싫은 것은 상태만 다를 뿐 하나에서 비롯된다. 당신 스스로에 대해 외면하고 싶은 진실을 참아내고 바라볼 수 있을 때 그것을 통합시킬 수 있는 여지도 생기는 법이다. 당신이 놓친 그 모습까지 챙겨서 자신을 완성해볼 수 있는 기회에 집중해보자.

'스크래치 만다라'에서는 강렬한 부정적 감정에 대해 그것을 외면하며 애써 어둠으로 덮으려는 특성으로부터 지혜를 얻고자 한다. 많은 사람들이 부정적인 상황이나 감정에 대해 해석하고 평가하려는 경향을 갖고 있다. 아마도 그 평가를 통해 긍정적인 상황으로 개선하고자 하는 노력일 게다. 그러나 스크래치 만다라에서는 그것에 대해 몸이 기억한 것을 표현해보고 몸이 주는 반응에 집중해보자. 늘 해석과 평가에 고단했을 그 부정적 감정을 그냥 바라보기만 하자. 그래도 당신의 안전이 위협받는 일은 없을 것이다.

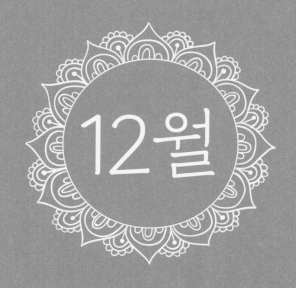

12월

살아있음의 한 주기 중 끝날
새로운 시작을 위해
생의 저편
그림자로 넘겨질 즈음,
달도 태양도 잔광만을 남길 뿐
그 실체는 시들고 소진되어
내일을 기약하며 재생된다.
겸허히 받아들여라.

재통합

경험을 통해 얻은 내면의 지혜를 축복하라

1년 중 가장 어둡고 긴 밤을 가진 동지는 12월에 해당된다. 한밤중의 어둠이 온 세상을 지배하고 현자의 넋처럼 반딧불이의 빛으로 허공을 향유한다. 무너짐에서 온 두려움은 이성적이지 못한 방법으로 해결되고 융합된 새로운 특성으로 변형될 것이다. 쪼개어 붕괴되었던 것이 새로운 조합을 통해 하나를 이루는 것이다. 붕괴되었던 것을 통합으로 경험하면서 당신은 스스로를 낯설고 초췌한 늙은 영혼으로 느낄 수 있다. 늙은 영혼으로 느껴지는 당신은 무너짐의 분노를 이해와 너그러움으로 경험하게 된다. 이때의 경험은 절정의 순간에 느끼는 황홀감이나 강력한 기운에 관통된 듯 극치의 경험으로 다가온다.

감춰져 있던 내면의 자신과 고단한 다툼 후에 다다른 깨달음은 회복을 선물한다. 내면의 자신으로부터 얻은 신성한 깨달음인 것이다. 삶과 죽음은 순환한다. 이 시기에는 순환을 위한 본연의 죽음을 준비함으로써 겸손하게 받아들이는 일이 과업이 될 것이다. 이를 통해 일원상의 순환이 완성되며, 다음 순환을 위한 휴식을 준비하게 될 것이다

• 간구[4] 만다라

준비물 : 기본 그리기 재료(색연필, 붓펜, 파스텔 등)

당신 능력 밖의 버거운 것까지 혼자서 껴안고 끙끙 앓을 수는 없다. 그 자체를 인정하고 신에게 의지할 수 있을 때 편안함을 느낄 것이다. 신과 대화를 할 때는 복종과 존경, 헌신과 경외하는 마음가짐으로 임하라.

오른쪽 페이지 원 안에 당신이 느끼는 규제하기 힘든 죄책감, 무력감, 압도되는 부담감 등을 표현해보자. 그리고 그 버거운 감정들을 신에게 양도하고 보호를 요청하는 만다라로 완성하기 위하여 무언가를 추가로 표현할 수 있다.

• 작품 완성 후 느낌 남기기

▸ 신에게 집중하여 소망을 갈구한 후의 심정은 어떠한가?

▸ 완성된 신과의 대화 만다라에 초대하고 싶은 감정은 무엇인가?

4. 간절히 얻기를 바라다

• 그릇 만다라

준비물 : 기본 그리기 재료(색연필, 붓펜, 파스텔 등)

그릇은 물건이나 음식을 담아내는 역할을 한다. 그 담겨지는 내용물에 따라 이름도 다양하다. 주발은 밥을 담아내고, 종지는 간장이나 고추장을 담아내며, 컵은 물이나 차를 담아낸다. 종교적인 의미로 성스러운 기운을 담아내는 그릇이란 뜻의 성배도 있다. 이번 만다라에서 당신이 제작하는 그릇은 일 년을 주기로 경험한 만다라 전체의 지혜를 담는 공간 역할을 할 것이다.

이 책에서 지금까지 경험한 일 년의 순환과정 중의 우여곡절들을 생각해보라. 당신의 풍부했던 경험들이 어떻게 느껴지는가? 오른쪽 페이지의 원 안에 당신을 빗댈 수 있는 그릇의 이미지를 그린다. 이 책의 만다라 과정을 통해 얻은 여러 경험을 상징적으로 그릇에 표현해보라.

• 작품 완성 후 느낌 남기기

▶ 지금껏 살아온 모험에 대해 어떤 깨달음을 경험했는가?

▶ 오늘의 경험을 통해 새로운 순환주기로 연결시키고 싶은 것은 무엇인가?

• 무상 만다라

준비물 : 색상이 들어 있는 가루(커피가루, 허브가루, 녹차가루, 향신료, 반짝이, 색 모래, 베이비파우더, 파스텔가루 등)

이제 일 년이라는 순환의 완성에 대한 감동을 경험하는 시간이다. 지금까지의 과정을 되돌아보며 당신이 했던 이 모든 경험에 감사하라. 그리고 지금 순간의 경험은 시간의 흐름에 내맡겨 잊힐 수 있음을 주목하라. 당신의 새로운 여정은 또 그렇게 순환할 것을 준비할 수 있다.

색상이 들어 있는 가루를 어떠한 고정 없이 손의 감각을 사용하여 만다라 형상이 되도록 만든다. 가루를 이용하여 원을 만들고 원 안을 만다라가 되도록 완성한다. 만다라 안의 이미지가 축복을 상징하거나 보호를 상징하도록 당신만의 상징을 사용하여 형상화한다. 완성되면 거리를 두고 물러서서 당신의 작품을 감상한다. 고정되지 않은 가루들은 순간에 불과하다. 그러나 그 순간의 아름다움은 오른쪽 페이지에 아주 조금 흔적을 남길 뿐이다. 이번 작업 후 당신의 아름다운 만다라를 사진으로 남기지 않고 사라지는 대로 감상하라.

• 작품 완성 후 느낌 남기기

▶ 당신의 만다라가 순간적이며 지속되지 않음을 아는 것이 어떠한가?

▶ 당신의 만다라에 사용한 가루들을 어떻게 하고 싶은가? 그것들을 공기 중에 날려버릴 수도 있고, 화분 흙 가장자리에 장식할 수도 있으며, 비닐봉지에 담아 1월에 완성한 보호 주머니에 보관할 수도 있다. 결정을 내리고 결정대로 행동하라.

• 빛 만다라

준비물 : 색종이나 색한지, 풀, 반짝이 풀, 기본 그리기 재료(색연필, 크
레용, 파스텔 등)

일렁이는 당신 안 갈등과의 화해를 위해 신을 만나야 할 시간이다. 무언가를 의
도하거나 계획하지 말고, 편안한 몰입의 상태에서 신비스레 은폐되었던 것들을 찾
을 수 있도록 당신 스스로를 놓아주어라.

잠시 눈을 감고 호흡을 가다듬은 후 상상을 통해 어떠한 형태도 남지 않은 완벽
한 어둠을 만들고 집중한다. 마음의 눈이 집중하는 어둠에 주목하라. 칠흑 같은 어둠
에 집중하다 보면 어둠의 중앙에 작고 희미한 점이 보일 것이다. 어둠 속 작은 점 하
나가 밝게 빛나도록 지켜본다. 그 빛이 어떤 형태를 만들 때까지 지켜본다. 당신의 기
억 속에 방금 본 이미지를 깊이 새겨 또렷이 기억한 후 천천히 눈을 뜬다. 당신이 기억
하는 빛의 이미지를 원 안에 표현하여 만다라를 완성한다.

• 작품 완성 후 느낌 남기기

▸ 만다라에서 당신이 형상화한 빛의 이미지를 통해 무엇을 경험하는가?

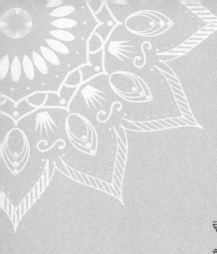

12월의 만다라 살펴보기

12월 만다라는 당신 삶 중 가장 낯설고 어두운 상황에서의 재배열을 의미한다. 어린 영특함은 서서히 노년의 지혜로 변화하고, 바깥에서의 따뜻한 빛은 안에서부터 체험되는 등 절정 경험을 하게 된다. 뿐만 아니라, 11월의 경험을 통해 12월은 다소 안정되고 이해와 용서로 의미 있는 통찰을 경험하게 된다. 더러는 생존을 위협하는 상황을 극복함으로써, 또는 숭고한 자기희생을 통해 이 단계에 머물게 된다. 자연의 순환에 따라 재생을 위한 죽음을 겸허히 수용하며, 새로운 시작을 준비하는 과정이다. 따라서 사람이 아닌 신에게 의지하는 모습을 보이며, 어둠 속에서 번져가는 빛의 형태가 주를 이룬다. 사용되는 색으로는 연청록과 더불어 노랑, 분홍, 연보라 등의 희망적인 색이 자주 나타난다.

'간구 만다라'를 통해 사람의 능력 밖의 상황에서 대부분이 그러하듯 신(초월적인 존재)에게 의지하게 된다. 신을 찾아 이야기를 나누고 존경과 복종을 다짐하며, 보호를 요청할 때 느껴지는 편안함을 경험하게 된다. 이때 당신만의 의미를 담을 수 있는 고유의 상징을 이용하여 표현했을 것이다. 당신의 완성된 '간구 만다라'를 바라보며, 천천히 기도의 내용을 곱씹어보라. 그리고 몸에서 느껴지는 편안함에 집중하자. 당신이 종교를 가지고 있지 않아도 상관없다. 어려움이나 곤란에서 당신을 보호해줄 수 있는 초월적인 존재를 찾아라. 그것이 당신 안의 고귀한 신성이어도 좋다.

'그릇 만다라'는 일 년을 주기로 경험한 만다라 전체의 지혜를 담는 공간이다. 지금까지 경험한 일 년의 순환과정 중의 우여곡절들이 주마등처럼 지나갈 것이다. 누군가는 부모의 상실을 앞두고 유골함을 표현했을 수도 있고, 아기를 기다리는 마음에 요람을 표현했을 수도 있다. 당신의 일 년 주기의 경험을 담아내는 그릇으로 표현하였고, 그 경험들을 통해 얻은 지혜를 당신만의 상징으로 그릇 외면에 표현했을 것이다. 당신의 표현 중 다음 순환주기로 가져가고 싶은 지혜를 찾아보라.

그동안 남겨두는 작업을 통해 시간이 지난 후에도 남겨진 이미지에서 과거를 되돌아보며 감사의 시간을 경험했을 것이다. 그러나 그것조차 시간의 흐름에 따라 퇴색되어간다. 남겨졌건 남겨지지 않았건 그 순간의 빛은 발하고, 경험만이 몸에 새겨질 뿐이다. '무상 만다라'에서는 유한한 당신의 삶 중에 순간의 아름다움을 위하여 노력한 경험에 집중해보라. 그리고 그 순간의 아름다움이 뭉개질 때의 느낌 또한 경험할 수 있다. 마지막으로 흩어진 가루들을 어떻게 할 것인지에 대한 결정도 내렸을 것이다. 혹자는 바람에 흩뿌려 대기 중을 부유하다가 정처 없는 곳에 정착하게 되기를 선택했을지도 모르겠다. 그렇게 삶의 순간들은 보이지 않더라도, 주변에 흔적으로 남겨지는 것이 아닐까?

'빛 만다라'는 당신이 스스로에게 몰입할 수 있는 공간이다. 머리가 아닌 마음의 눈을 크게 뜨고, 당신을 경험했길 바란다. 혹자는 빛의 이미지를 표현했을 수도 있고, 다른 이는 빛의 이미지가 만들어낸 어떤 형상을 표현했을 수도 있다. 혹은 과거의 아늑하고 행복했던 기억이나, 앞날의 바라는 삶의 이미지에 대한 표현이었을 수도 있다. 판단 없이 어둠 속에서 만들어낸 빛의 느낌에 집중할 것이 요구된다. 그 빛은 당신 자신을 위해 당신이 만든 것이다. 혹은 당신의 삶에 원동력이 될 수도 있을 것이다. 빛의 느낌을 충분히 경험하라.

마무리 : 만다라를 모두 완성한 지금,
동그라미 : 당신 스스로가 어떻게 느껴지는가? 원 안에 당신의 머리부터 발끝까지 전신상을 그려보라.

12개월
만다라 테라피
작품 감상

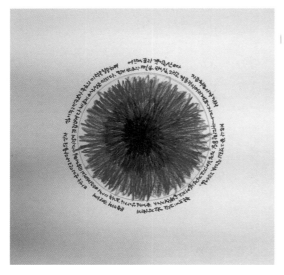

1월 원 채우기 만다라

원을 그리고 그 원을 채워나감으로써 1단계의 속성을 탐색했다.

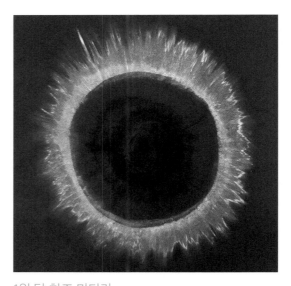

1월 달 창조 만다라

어둠 속에 눈을 적응시키고, 아늑한 어둠으로부터 안전함을 채워나감으로써 휴식 같은 경험을 표현할 수 있다.

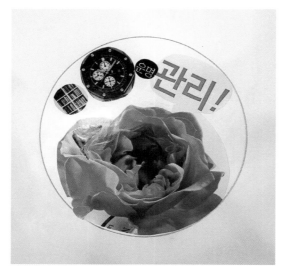

2월 가능성 만다라

순간의 선택에서 새로운 가능성을 탐색한다.

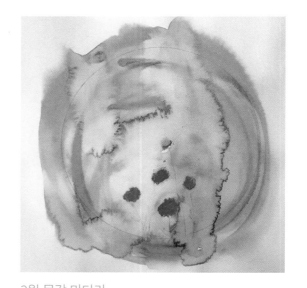

2월 물감 만다라

2단계의 속성을 습식 수채화로 탐색하여 어머니의 자궁 안 양수 속을 부유하던 경험을 환기시킨다.

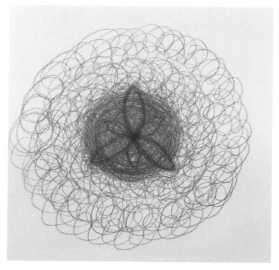

3월 고리선 만다라

탯줄은 고리의 형태로 자기실현의 여정으로 향하는 방문이다.

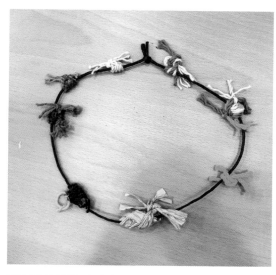

3월 핵심기억 만다라

삶에서 여러 번 겪는 전환점을 탐색하고 숭고한 깨달음의 시간을 동반한다.

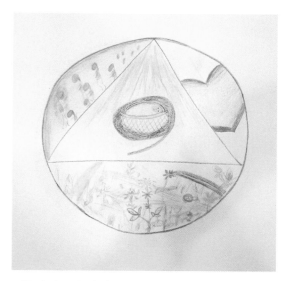

4월 받아들임 만다라

새로운 것을 두려워하는 속성에서 벗어나 자기보호에 대한 비전을 제시한다.

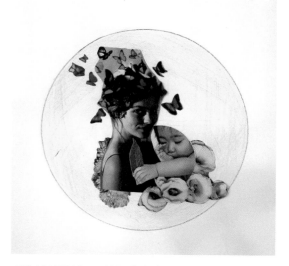

4월 이상적인 모자상 만다라

좋은 어머니에 대한 탐색을 통해 건강한 양육의 이미지를 회상하고 지켜보고 있다.

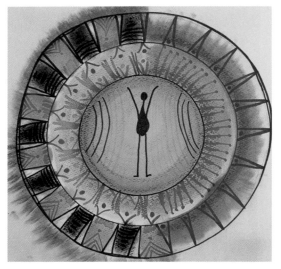

5월 울타리 만다라

위협으로부터의 방어와 보호를 위해 스스로의 안전에 대한 용기를 다지고 있다.

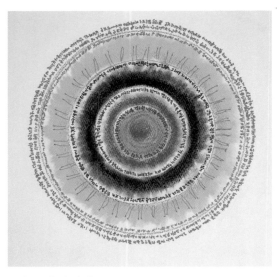

5월 뿌리 만다라

동심원의 화려한 만다라에서 편안한 시작점을 만난다.

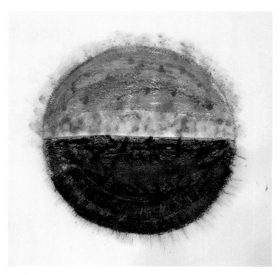

6월 갈등 만다라

매 순간 찾아오는 선택의 시점에서 무엇을 포기하는 것이 최선의 선택이 될지를 고심하고 있다.

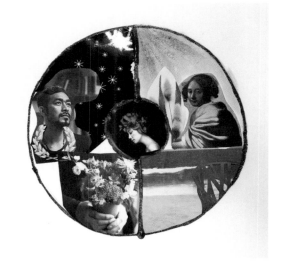

6월 나의 청소년 만다라

청소년기의 부모와 자신에 대한 회상을 통해 당시 했던 최선에 대한 인식을 재경험하고 있다.

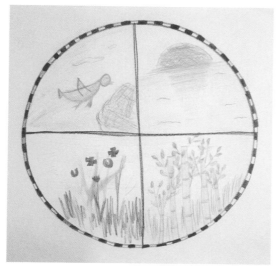

7월 자기 가치 만다라

스스로가 중요하게 생각하는 가치 탐색을 통해 삶의 상징물을 발견하고 있다.

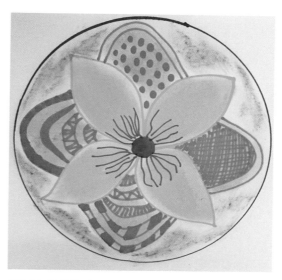

7월 안내 만다라

숫자 4를 통해 스스로를 정의하고, 그 정의 속에서 개인적인 가치를 분명히 하고 있다.

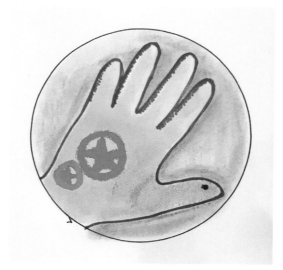

8월 손 만다라

풍요를 위한 생산적인 활동을 손이 갖는 창조적인 기운의 활동성과 동일시하고 있다.

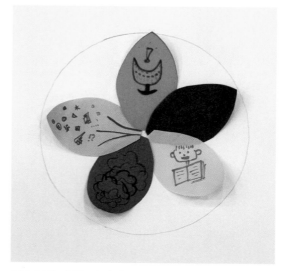

8월 치유의 꽃 만다라

혼자만의 시간이 익숙한 터라 타인과의 관계를 통해 받은 상처에 대한 치유를 표현함으로써 주변과의 끈끈한 관계를 희망하고 있다.

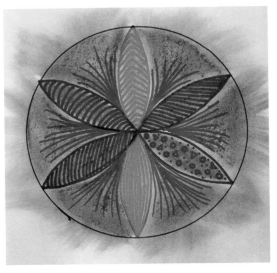

9월 여섯 개 꽃잎 만다라

중년기의 완성과 혼란을 여섯 개의 꽃잎으로 표현하고 있다.

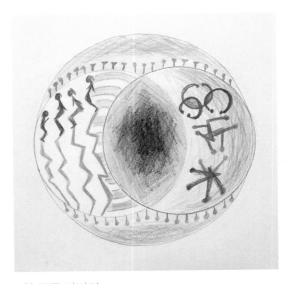

9월 공존 만다라

선택의 기로에서 분열을 느끼는 딜레마를 표현함으로써 사회적 역할 안에서의 영적인 이해를 돕고 있다.

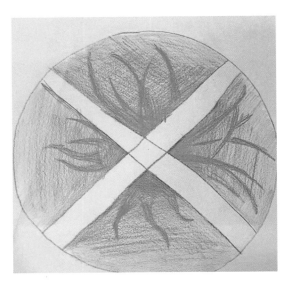

10월 두려움 잡기 만다라

부모의 온전치 못한 양육을 그대로 답습하고 있는 자신. 그런 자신으로부터조차 안전감을 느끼지 못하여 느끼는 두려움을 표현하고 있다.

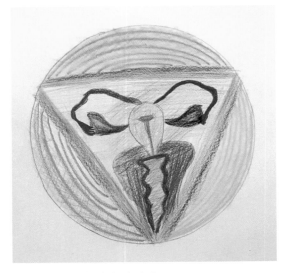

10월 신체와의 이별 만다라

중년 여성이 갱년기를 맞아 자신의 생식기와의 이별 앞에 놓아주기를 경험하고 있다.

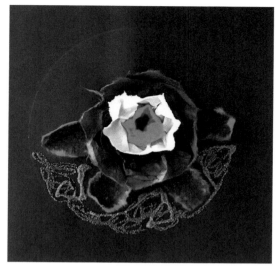

11월 색상 만다라

못마땅함에 대한 완고함보다 시도되는 타협이 서
툴더라도, 한 개인의 전체성을 경험시킨다.

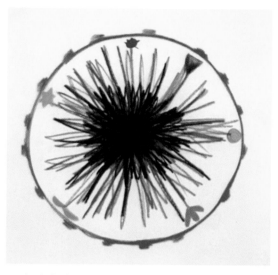

11월 기억 만다라

때로는 무너짐에 대한 기억이 강렬한 기운을 동
반하여, 그것으로부터 파생되는 좋은 것들을 놓치
게 한다. 무너짐을 통해 편견이 깨지는 경험은 혼
돈 뒤에 오는 별과 같다.

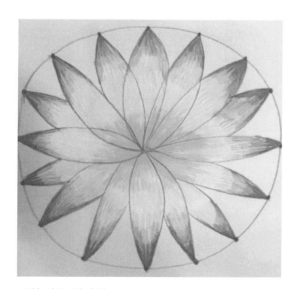

12월 간구 만다라

홀로 주체할 수 없는 감정을 신에게 진솔하게 고백
하고, 보호를 요청하는 표현을 연꽃으로 승화시킨
다.

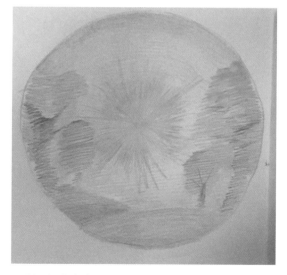

12월 빛 만다라

명상을 통해 신과의 대면을 경험하고, 그 경험
을 빛으로 표현하였다.

원 안에서 나를 발견하는
12개월 만다라 테라피

1판 1쇄 발행 2020년 5월 11일

지은이 원종아

편집 김시경
디자인 홍민지
마케팅 정성훈

펴낸곳 아이콘북스
펴낸이 정유선
주소 서울시 강서구 마곡중앙로 161-8, A동 1003호 (마곡동, 두산더랜드파크)
전화 070-7582-3382
팩스 070-7966-3385
이메일 info@iconbooks.co.kr
홈페이지 www.iconbooks.co.kr

ⓒ 아이콘북스 2020
ISBN 978-89-0710757-5 (03510)

아이콘북스는 독자 여러분의 다양한 아이디어와 원고
투고를 설레는 마음으로 기다리고 있습니다.
보내실 곳 : info@iconbooks.co.kr